JN089620

かかりつけ医 &病院

福山・府中・尾道・三原

かかりつけ医シリーズ ⑪

百歳まで元気 編

医療評価ガイド編集部 編著

南々社

かかりつけ医の役割と上手なかかり方

福山市病院事業管理者

高倉 範尚

たかくら・のりひさ。1947年京都府京丹後市生まれ。1973年岡山大学医学部卒業、岡山大学第一外科入局。庄原赤十字病院、国立福山病院、広島市民病院などを経て、2010年福山市民病院院長就任。2014年より現職。全国自治体病院協議会理事。消化器がんの外科治療が専門（特に肝胆膵外科）。

新型コロナウイルスの感染拡大により、かかりつけ医の役割や機能に注目が集まりました。なぜ、かかりつけ医は必要なのか。かかりつけ医を持つことの意味やメリット、100歳まで元気に生きるための活用法などを、福山市病院事業管理者の高倉範尚氏に伺いました。

診療の道筋をつけるゲートキーパー

　かかりつけ医とは、どのような存在を指すのでしょうか。厚生労働省によると、次の3つをかかりつけ医の定義としています。

1. 健康に関することを何でも相談できる
2. 必要なときは専門の医師・医療機関を紹介してくれる
3. 身近で頼りになる医師

　かかりつけ医は、日常生活における健康の相談から、傷病による受診や通院まで、私たちの健康をサポートしてくれる頼もしい存在。例えば、夜間にお腹が痛くなったとき、少なくとも電話で状態を聞き、指示を出すことができる人であってほしいと思います。診療時間外であっても患者さんにとって

最善の医療が継続されるよう、地域の医師や医療機関と情報を共有し、お互いに協力して対応するのが、かかりつけ医の理想ではないでしょうか。

　私が子どもだった昭和30年代頃までは、身近なところにかかりつけ医がいました。風邪や少しの体調変化でも気軽に相談ができ、血圧・糖尿・肝臓など、いろいろな病気を診ることができる先生です。自宅で開業されている小さなクリニックがほとんどで、患者さんの既往歴（これまでかかった病気の記録）から家族構成まで把握している、地域に根付いた存在でした。

　最近は、軽度の病気でも大きな病院を受診する大病院志向の患者さんが増えていますが、これは問題です。最新の医療機器がそろい専門医のいる病院のほうが安心できるからといって、何でもかんでも急性期医療を担う大病院を受診してしまうと、救急医療はパンクしてしまいます。本当に急性期医療を必要とする患者さんのためにも、まずは地域のかかりつけ医を受診して、診断をしてもらうようにしましょう。かかりつけ医は、地域医療の中で、診療の道筋をつける役割を持つゲートキーパー（門番）なのです。

かかりつけ医は "人柄" で選ぶ

　かかりつけ医がいない場合は、どのようにして探せばいいでしょうか。まずは、自身の生活圏内で開業している、内科系か外科系の全身を診ることができる先生を受診してみてください。その先生と「顔を知り、顔を知られる関係」をつくって親しくなることが最初のステップです。

　選ぶ基準は、適切な病院や医師を紹介してくれる、情報を常にアップデートしているなどいろいろありますが、特に重要なのがドクターの人柄。気兼ねなく、率直に話すことができ、信頼のおける先生を見つけましょう。

　私個人としては、総合診療医であることを掲げている先生に診てもらいたいです。総合診療医とは、臓器別の専門医とは異なり、患者さんの症状をさまざまな視点から、多角的に診察を行う医師のこと。地域の病院や診療所で「家庭医」として働く医師と総合病院で「病院総合医」として働く医師がいます。かかりつけ医としてふさわしいのは、前者の医師のことです。診断能力が高く、幅広い視野で診てもらえるのが強みで、地域医療を支える存在として、高い

注目を浴びています。まだまだ人数は少ないですが、備後圏域にも数名いらっしゃいます。もちろん、診療所（クリニック）や地域の病院の先生方の中にもかかりつけ医としてふさわしい、人柄が良く信頼できるドクターが多くいらっしゃいますので、ぜひ自分に合ったかかりつけ医を見つけてください。

かかりつけ医に関する制度が続々と成立

　2023 年 3 月、かかりつけ医機能の強化、外来機能の明確化・連携を目的に、紹介受診重点医療機関の仕組みが導入されました。紹介受診重点医療機関とは、外来受診の際に紹介状が必要となる医療機関のこと。外来医療において、まず地域のかかりつけ医機能を担う医療機関を受診する→必要に応じて紹介を受け、紹介受診重点医療機関を受診する→その後、状態が落ち着いたら逆紹介を受けて地域に戻る、という流れが明確化され、患者さんの流れが円滑になることが期待されています。

　また、2023 年 5 月には、かかりつけ医機能を法律に規定することを盛り込んだ全世代型社会保障制度関連法が国会で成立。医療機関が自院のかかりつけ医機能を都道府県へ報告する制度が創設されました。休日・夜間の対応、

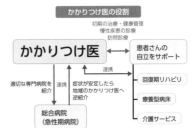

入退院時の支援など、各医療機関の情報を都道府県が公表するようになるため、今後は、かかりつけ医を探しやすい環境が整っていくことでしょう。

定期的な検診で自分の健康状態を把握

　かかりつけ医を持つメリットの 1 つに、検診の受診率が高くなり、がんなどの疾患が早期に見つかることがあります。日本人の死因の上位を占めるのが、がん、心臓病、脳卒中などの三大疾病。特にがんは、自覚症状がないまま進行する危険性があるため、年に一度は検診を受け、自分の健康状態を正しく把握することが大切です。

　国立がん研究センターがん情報サービスの「最新がん統計」によると、日本人が一生のうちにがんと診断される確率は、男性65.5％、女性51.2％（2019年のデータに基づく）。さらに、がんで死亡する確率は男性26.2％、女性17.7％（2021年のデータに基づく）となっています。現代では、がんは誰にでも起こる身近な病気です。100歳まで元気に生きるためには、「がんを防ぐための新12か条」（〈公財〉がん研究振興財団、2020年）にあるように、定期的な検診や早期受診を心がけましょう。

　実は、広島県のがん検診受診率は全国平均よりも低く、備後圏域（神石高原町を除く）はさらに低いのが現状です。かかりつけ医の先生には、もっと強く検診を進めていただきたいですね。

がんを防ぐための新12か条

1条.たばこは吸わない	7条.適度に運動
2条.他人のたばこの煙を避ける	8条.適切な体重維持
3条.お酒はほどほどに	9条.ウイルスや細菌の感染予防と治療
4条.バランスのとれた食生活を	10条.定期的ながん検診を
5条.塩辛い食品は控えめに	11条.身体の異常に気がついたら、すぐに受診を
6条.野菜や果物は不足にならないように	12条.正しいがん情報でがんを知ることから

（公財）がん研究振興財団「がんを防ぐための新12か条」（2020年）より引用

人生100年時代、ACPの重要性

　私たちの寿命は延び続け、人生100年時代に手が届こうとしています。2022年に発表された厚生労働省の調査によると、日本人の平均寿命は男性が81.49歳、女性が87.60歳で、健康寿命とはそれぞれ約9年、約12年の差があります。これは、支援や介護を必要とするなど、健康上の問題で日常生活に制限のある期間が約10年もあるということ。

　そこで、必要となってくるのが、アドバンス・ケア・プランニング（ACP）です。人生の最終段階で受ける医療やケアについて、患者さん本人と家族などの身近な人、医療・介護従事者が事前に話し合う取り組みで、「人生会議」とも呼ばれています。70歳になったら、「将来、どのような医療や介護を受けたいのか」「人生の終わりまで、どのように過ごしたいのか」を考えてみましょう。何が幸せかは、人それぞれ。元気なうちに、家族やかかりつけ医に自分の気持ちや考えを伝えておくことが大切なのです。

福山市以外　　　　　　　8施設

※本書で紹介する医院などの情報は、2024年1月現在のものです。
※本文にあるQRコードをスキャンすると、該当する医院などの情報が表示されます。

頼れる
かかりつけ医
&病院

全31施設

一人ひとりに寄り添い、心の病気の治療に尽力

あおばメンタルクリニック

得意分野
うつ病、適応障害、不安障害、不眠症など

新田 薫彬 院長

🏠 福山市多治米町1-11-17
☎ **084-981-1250**

🕐 診療時間：9:00～13:00／15:00～18:00
　　　　　（土曜は受付15:30まで）

🛏 休 診 日：月・金曜午後、水・日曜、祝日

🚗 駐 車 場：10台

👥 スタッフ：医師1人、検査技師1人、受付・医療事務3人、
　　　　　公認心理師1人

💉 主な診療：うつ病（うつ状態含む）、適応障害、躁うつ病、統合失調症、パニック障害など

福山市出身。2009年岡山大学医学部医学科卒業。日本鋼管福山病院、松戸市立病院、国立精神・神経医療研究センター、光の丘病院などを経て、2016年より現職。

●地域に根ざした心のクリニック

　心の悩み・心の病気を治療する精神科、ストレスからくる心身の不調を治療する心療内科を専門とするクリニック。

　うつ病、パニック障害、不安障害、適応障害、不眠、注意欠陥・多動性障害など、心の病気全般の診断・治療を行う同院。現代社会において、心の病気にかかることは決して珍しいことではない。心の病気になると、体にもさまざまな症状が現れ、日常生活に支障をきたしてしまう場合も多い。

　「眠れない」「イライラする」「気分が沈む」「人前であがってしまう」といった心に関する悩みのほか、「胸がドキドキする（動悸）」「息苦しい（呼吸苦）」「頭が痛い（頭痛）」「めまい」「吐き気」など、精神的なストレスに伴う身体症状の改善を目指す。地域の精神医療にも積極的に取り組んでいる。

●対話をベースとした治療で、患者の心に寄り添う

「うつや不安といったさまざまな心の病気、ストレスによる体の不調などを治療し、一人でも多くの患者さんの社会生活を支えたい」

そう話す新田院長は、歯科医師だった父親の背中を見て医師の道へ。患者との対話の中で診断し、治療していく精神科の治療方法が、自分の理想とする医師のイメージにぴったりだったのだという。

目指すのは、一人ひとりの心に寄り添い、気軽に相談できるクリニック。病気の種類・状態・段階・経過、患者の特性、周囲の環境などに合わせ、精神療法や薬物療法、生活相談や就労相談などを組み合わせた治療を実施している。

初診の患者に対しては、看護師等が十分な時間をかけて問診した後に、問診表をもとに院長が診察を行う。相談しやすい雰囲気づくりを大事にしており、患者からは「話しやすかった」「しっかり悩みを聞いてくれた」といった声も多く聞かれる。プライバシーに配慮し、診察室は完全個室。名前ではなく番号で声かけするシステムを採用している。初診は完全予約制だが、再診の方は電話のほかインターネットでの予約も可能だ。

心の病気には、誰もがかかる可能性がある。しかし、多くの場合は治療によって回復し、安定した社会生活を送ることができるようになる。最近では、効果が高く副作用の少ない治療薬も出ており、以前よりも回復しやすくなっているという。

ここ最近では、若年層の発達障害に関する相談も多い。「当院のある福山市では、慢性的に地域の精神科の診療所が不足しています。微力ながら、地域医療に貢献していきたいです」

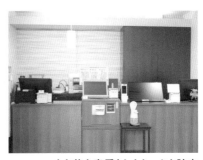

白と茶を貴重としたシックな院内

百歳まで
元気に
過ごすために

心の病気も体の病気と同様、医療機関で治療を受けることが大切。1日も早い回復には早期発見・早期治療が不可欠です。少しでもおかしいと感じたら、早めにご相談ください。

体と心をトータルで診療する、頼れる地域のかかりつけ医

あをうめクリニック

得意分野
心身症、うつ、摂食障害
など

山家 典子　院長

福山市東桜町1-43
備広福山駅前ビル5F
☎ 084-922-5030

- 🕐 診療時間：9:00〜12:00／14:00〜18:00
　　　　　　※土曜は9:00〜14:00
- 休 休 診 日：水・日曜、祝日
- 🚗 駐 車 場：なし(※提携駐車場の場合、会計時にサービス券を配布)
- 👥 スタッフ：医師1人、看護師1人、受付事務3人
- 💉 実　　績：延べ患者数／6,852人(2022年7月〜2023年6月)

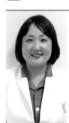

福山市出身。福山誠之館高等学校卒業。愛媛大学医学部医学科卒業。東京大学大学院医学系研究科内科学専攻医学博士課程修了。東京女子医科大学東医療センター助教、東京大学医学部附属病院、公立昭和病院医長などを経て、2016年より現職。日本心身医学会・日本心療内科学会合同認定心療内科専門医。日本内科学会認定内科認定医。日本医師会認定産業医。

●一人ひとりに合わせた総合的な診療

心療内科では、一般的な内科治療にとどまらず、体と心、そして個人をとりまく社会生活面や環境、それらの関係性などを総合的に考慮して病気の治療を進めていく。

同院では心身症・身体表現性障害・自律神経失調症・うつ・睡眠障害・摂食障害など、さまざまな症状や疾患に対応。患者一人ひとりのペースに合わせた丁寧な診療が特徴で、相手が「どういうふうになりたいか」を共に見つけていき、治療の方向性を探る。「特に摂食障害は病態が複雑で、受け入れ先の判断が難しい。そんなときはまず当クリニックを頼ってもらっています」と山家院長。

心理療法に加え、必要に応じて薬物治療も行う。心療内科の適応ではないと考えられる患者や、より専門性の高い治療を必要とする内科

疾患のある患者には、その都度適切な医療機関を紹介している。

●丁寧な対話と診療で地域の心身医療に寄与

　「心療内科・内科医として培ってきた医療技術や経験を基に、地域の心身医療に貢献していきたい」と笑顔で語る院長。あをうめクリニックという院名の由来は、そんな院長の実家にある1本の梅の木だという。新緑の頃、清々しい実をつけるのを見て名付けられた。たしかに、院内は青梅をイメージした爽やかなテーマカラーがちりばめられている。加えて、随所に絵画や観葉植物が配置され、患者の不安を和らげ、気持ちをリラックスさせてくれる癒やしの空間を提供している。

　緊張やストレス、苦手なこと、プレッシャーなどにより体に病気が起こったり、悪化した患者を身体面・心理面のトータルで診療する同院。特にコロナ禍以降は、その人なりの気晴らしや精神を保つ方法が制限されたことで、知らないうちにストレスを溜めてしまう状況も続いていた。「検査をしても異常がないが、経過から体の症状に心理的な要素が関連していると思われる」「ストレスを強く感じることがあり、それ以降、体の調子が悪くなった」「体の病気を指摘されているが、それが心理的な要素で悪化している」などで悩んでいる人が対象になる。

　じっくりと丁寧に患者の話に耳を傾けるため、初診では30〜40分ほどの時間を設定している。「ここに通うようになってから楽になった」「ここに来るだけで癒やされる」という声がうれしいと院長は微笑む。「なるべく話しやすい雰囲気をつくっていますが、誰でも、最初から何でも話せるわけではありません。少しずつ心を開いてもらえるよう、患者さんのペースに合わせ、一人ひとりに寄り添った診療を心がけています」

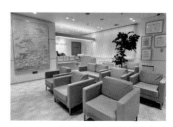

穏やかなBGMが流れる
落ち着いた待合室

百歳まで
元気に
過ごすために

　特に中高年に多い印象ですが、精神的不調があることに抵抗感があり、心療内科に行くのがはばかられると感じているような方もいらっしゃいます。しかしそれは弱さではなく、恥ずかしいことではありませんので、ためらわずに相談してください。

地域の医療・福祉ニーズに応じて、総合的な診療に尽力

石井内科

得意分野

消化器内科診療、糖尿病内科診療、在宅医療

石井 芳樹　院長

🏠 福山市本郷町1605-2

☎ **084-936-1111**

🕐 診療時間：9:00～12:30／15:00～18:00

🛌 休 診 日：木・土曜午後、日曜、祝日

🚗 駐 車 場：10台

👥 スタッフ：医師2人、看護師5人、受付3人

💉 実　　績：1日の患者数／約50～60人、訪問診療／2020年:75人（在宅看取り19人）、2021年:78人（在宅看取り24人）、2022年:84人（在宅看取り23人）、2023年:76人（在宅看取り20人）

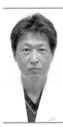

1969年生まれ。1994年日本医科大学医学部卒業。同年、広島大学医学部麻酔科に入局し、麻酔科の関連病院を経て、2000年に広島大学医学部第一内科に入局。広島鉄道病院、広島赤十字原爆病院、福山セントラル病院を経て、2010年より現職。日本消化器病学会認定消化器病専門医、日本消化器内視鏡学会認定消化器内視鏡専門医。日本内科学会認定総合内科専門医。

●地域のかかりつけ医として医療・介護サービスを実践

　一般内科診療をはじめ、専門とする消化器内科診療や糖尿病診療にも積極的に取り組んでいる地域の頼れるクリニック。昭和初期から続く同地域のかかりつけ医として、外来診療のみならず、在宅医療（往診）のニーズにも対応している。

　「縁があって来院した患者さんを、できる限り長く診られる医院でありたい」という石井院長の思いのもと、現在は同じ医療法人においてデイケア、デイサービス、ショートステイの一貫した介護サービスを提供。それぞれ必要な情報を密に共有し合い、重大な疾患が見つかった場合は連携先の病院とスムーズに接続できるよう、患者が求める医療・介護サービスを実現するための体制を整えている。「地域医療に対

する責任や使命感を感じています。経験やこれまでやってきたことを生かせるように、在宅医療を含めてニーズに応えていきたい」

●消化器病・消化器内視鏡専門医として 豊富な知見で行うきめ細かな診療

消化器内科の医師として、内視鏡診療を中心に消化器全般（胃・腸・胆・膵）の研さんを積んできたという院長。内視鏡検査や超音波検査では、患者説明に静止画だけではなく、動画を積極的に活用している。状態をリアルタイムに見てもらいながらわかりやすく説明できるため、患者の理解や納得にもつながっている。

糖尿病の診療では、糖尿病の指標（血糖・HbA1c、尿検査）に加え、体重、血圧、脂質なども多角的に診るようにしている。糖尿病は食事・運動などのセルフケアが血糖コントロールに大きく関係する。セルフケア行動を起こしてもらうために患者さんの話を聴き、その人を理解して信頼関係を築くことを大切に考えている。「糖尿病患者さんがかかりやすい疾患にも留意しています。悪性腫瘍（しゅよう）などは消化器内科的な視点から決して見逃さないように心がけています」

在宅医療では、最期を住み慣れた場所で迎えたいという要望に応えるべく、在宅看取りも積極的に行っている。「在宅でできる医療も増えてきています。まずはご相談ください」

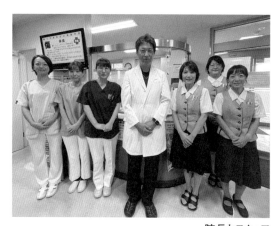

院長とスタッフ

百歳まで元気に過ごすために

食べることを大切に！ 体調の変化は友だちではなく、かかりつけ医に相談を！
早期発見、早期治療により、年をとっても身体機能が損なわれずに日常生活を送ることができます。

続けやすい治療を提案する地域の糖尿病専門クリニック

いしい内科・糖尿病クリニック

得意分野
糖尿病、高血圧症、脂質異常症、腎臓病

石井 啓太 院長

🏠 福山市御船町1-9-3-2F
☎ **084-973-2555**

🕐 診療時間：9:00〜12:30／15:00〜18:00
休 休 診 日：火・木・土曜午後、日曜、祝日（※2024年4月より）
🚗 駐 車 場：38台（共用）
👪 スタッフ：医師1人、看護師4人（非常勤含む）、管理栄養士2人
（非常勤含む）、臨床検査技師1人、受付2人（非常勤含む）

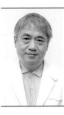

福山市出身。父親の仕事の関係で3歳から札幌市へ。中学・高校は島根県出雲市で過ごす。1985年金沢大学医学部卒業、岡山大学医学部第3内科入局。1995年中国中央病院内科着任、糖尿病・腎臓病内科部長、栄養管理室長、人工透析室長、臨床研究・治験管理室長、医務局長などを経て、2017年1月より現職。

●日進月歩の医療技術を見据えるクリニック

　同院は糖尿病専門クリニックとして、1型糖尿病のインスリンポンプ治療、高度肥満の2型糖尿病、合併症である糖尿病腎症・糖尿病神経障害などの診療を行っている。さらに、糖尿病合併妊娠・妊娠糖尿病の妊娠・出産・授乳期の栄養代謝管理にも対応し、糖尿病関連における地域のかかりつけ医として、幅広く診療を行う。

　「糖尿病治療や血糖値管理については、日々技術が進化しています」と石井院長。持続血糖測定（CGM）により、インスリンポンプは基礎インスリン分泌の自動調節が可能になったほか、追加分泌の自動化についても開発が進んでいるという。時間・場所を問わず、糖尿病患者が非観血的に（出血を伴わずに）血糖値を測定できる持続血糖測定器を複数導入しているのも同院の特徴。治療法や技術、新しい健康管理アプリなどの情報に対して常にアンテナを張りながら、クリニックの

診療形態・体制に合う新しいサービスも積極的に活用している。

●患者の望みに寄り添い、持続しやすい治療法を提案

院長は、長年にわたって地域の腎臓病・糖尿病医療に携わってきた経歴を持つ。院長自らの知見を踏まえ、患者自身の考え方や生活環境に応じた治療方法を提案する診療スタイルは、多くの患者からの厚い信頼につながっている。

中でも食事指導については、栄養士が聞き取りを行った後、院長と患者が対話を重ねながら食事療法の方向性を決定していく。食事は特に患者にとって日々の楽しみの1つであることが多いため、できる限り患者の希望に沿った食事指導の方向性を共に探っていく。「薬でコントロールしたい人もいれば、食事と運動で改善したい人もいる。患者さん自らが希望をもって、前向きに取り組める治療を目指しています」

糖尿病の代表的な症状には多尿や喉の乾きなどがあるが、多くの糖尿病患者は無症状の場合が多い。糖尿病のリスクの有無は、健康診断等の基本検査項目にあるHbA1c（ヘモグロビンエーワンシー）の数値で現れるため、高い人は注意が必要だという。

早期のクリニック受診により症状の改善は見込めるものの、放置すると合併症の危険が伴い、たとえば失明の原因となる網膜症、動脈硬化、糖尿病足病変などを引き起こす。「『あのとき病院に行っていれば……』と嘆く合併症患者さんは非常に多いです。健康診断等で不調が見られたらぜひ早めの受診を」と院長は呼びかける。

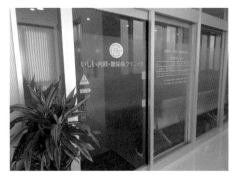

入口

百歳まで元気に過ごすために 毎日の運動は、糖尿病を患っている方に多い認知症のリスクを減らすことができます。100歳まで元気に過ごすために、無理のない範囲で積極的に体を動かし、生活を楽しみましょう。

全国から注目されるレーザー治療・皮膚腫瘍のパイオニア

岩崎皮ふ科・形成外科

得意分野
皮膚腫瘍、あざ、アトピー性皮膚炎、じんましん

岩崎 泰政 院長

🏠 福山市紅葉町3-24
☎ 084-922-3335

🕐 診療時間：9:00～13:00／15:00～18:00
🈂 休 診 日：水曜午後、日曜、祝日
🅿 駐 車 場：20台
👥 スタッフ：医師1人、看護師4人、受付4人
💉 実 績：外来患者数／100～150人（1日）、あざのレーザー治療／約550件、皮膚腫瘍摘出術／約200件（2023年1～12月）

1958年福山市生まれ。1984年昭和大学医学部卒業。広島大学医学部皮膚科、JA広島総合病院、中電病院皮膚科・形成外科科長などを経て、1991年から広島大学医学部皮膚科助手、講師。2003年より現職。得意分野は皮膚外科、レーザー治療、アレルギー性皮膚疾患。日本皮膚科学会認定皮膚科専門医。

●血管腫のレーザー治療、皮膚腫瘍診断の第一人者

　岩崎院長は、広島大学病院に14年勤務していた経験・実績をもとに、皮膚科専門医として、あらゆる皮膚疾患に対応。大学病院のない備後地区において、大学病院と同等レベルの質の高い診断と治療を目指す。アトピー性皮膚炎やじんましんなどのアレルギー疾患から、水虫、いぼ、ニキビ、あざ、しみ、帯状疱疹、皮膚がんまで診療科目は幅広い。いちご状血管腫（乳児血管腫）や単純性血管腫（毛細血管奇形）などの赤あざ、異所性蒙古斑や太田母斑などの青あざのレーザー治療では、産婦人科や小児科からの紹介で多くの患者が訪れる。さまざまな皮膚疾患に対応する最新鋭の治療装置を積極的に導入し、レーザー治療や手術を数多く行っているのも特徴である。

　血管腫（赤あざ）のレーザー治療と皮膚腫瘍の診断に関しては、大学病院時代から先駆的な治療を行い、地域の第一人者として高く評価

されている院長。依頼を受けて多数の医学書や教科書に論文を執筆するほか、自身が編集企画を手がけた医療雑誌も出版している。2018年には、日焼けや爪水虫、円形脱毛症など、身近な皮膚疾患をテーマにしたコラムを中国新聞で連載。読者から「わかりやすく、役に立つ」と好評を得た。講演の依頼も多く、西日本各地を飛び回っている。

●皮膚科専門医による正確な診断とわかりやすい説明

　診療において心がけているのは、正確な診断とわかりやすく詳しい説明。医学的根拠のある最先端治療を受けられる環境を可能な限り整え、患者の病状に合わせて選択できるようにしている。具体的には、患者が自分の病気をきちんと理解できるよう、言葉での説明に加えて、教科書のコピーなど診断結果に関する資料を配布。初診の人や高齢者からは「紙でもらえるのでわかりやすい」「自宅でじっくり読めるので助かる」といった声も多い。

　皮膚疾患は、視覚的に患者のハンディキャップとなり、精神的な苦痛を伴うことが多く、痒みや痛みも大きな苦痛となる。そして、そのほとんどが慢性疾患のため、正しく診断されても治療効果が現れるまでに時間がかかる。「当院では、早く完治してもらうために、常に診断を確認しながら、最新・最良の治療に努めています。皮膚疾患は、内因性のものから外因性のもの、単なる湿疹、皮膚がんに至るまで、さまざまな種類があります。病気を疑っている方は、正しい診断をつけるためにも皮膚科専門医を受診することをお勧めします」とアドバイスする。

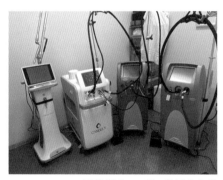

最新鋭のレーザー装置を完備

> **百歳まで元気に過ごすために**
> 高齢者が気をつけたい皮膚疾患の1つが、皮膚がん。湿疹やしみに見えても、実は前がん状態ということがよくあります。少しでも「あれ?」と思うことがあれば、必ず皮膚科で診察を受けてください。

丁寧な診療でどんな症状にもやさしく寄り添い、地域医療に貢献

卜部耳鼻咽喉科医院

得意分野
中耳炎、副鼻腔炎、咽喉頭炎、めまい、難聴、アレルギー性鼻炎、慢性上咽頭炎

卜部 吉博　院長

福山市霞町2-2-3
☎ **084-923-3287**

🕐 診療時間：9:00～12:30／14:30～18:00
休 休 診 日：木曜午後、日曜、祝日
🚗 駐 車 場：12台
👥 スタッフ：医師1人、看護師3人、受付事務2人
🔬 主な機器：聴力検査装置、内視鏡装置、炭酸ガスレーザー装置など

1961年福山市出身。1992年川崎医科大学卒業、川崎医科大学附属病院を経て、1999年卜部耳鼻咽喉科医院勤務。2014年院長に就任。日本耳鼻咽喉科頭頸部外科学会認定耳鼻咽喉科専門医。

●耳鼻咽喉科領域のさまざまな症状に対応

　同院は1964年に先代が開業し、地域のかかりつけ医として親しまれてきた。院長は2014年に就任し、引き続き、地元に根ざした診療を行っている。同院を頼りに長く通う高齢の患者をはじめ、近年ではストレスによって難聴をくり返す低音障害型感音難聴の悩みを抱えた10～30歳代の来院も多い。インターネットから診療の時間予約ができるので、待ち時間のストレスなく受診することができる。

　同院では、中耳炎、副鼻腔炎、アレルギー性鼻炎、花粉症、咽喉頭炎を中心に、後鼻漏やコロナ感染後遺症などに対応。耳鼻咽喉科学の新しい治験を考慮しながらも、鼻洗浄、耳管通気療法といった昔ながらの処置も丁寧に行っているのが特徴だ。特に、後鼻漏の症状で悩む患者は多く、上咽頭部に薬剤を塗る処置を施すBスポット療法を活用して治療を行っている。

　ほかにも花粉症の舌下免疫療法、アレルギー性鼻炎のレーザー治療、

めまいの検査・治療など、丁寧な問診と患者の症状から治療法を細かく選択する。内視鏡検査では、耳鼻咽喉部の局所をモニターに映し出し、患者に見せながらわかりやすい説明を心がけている。

●加齢と共に現れる小さな違和感を見逃さないで

「一般的に、長生きをすればするほど耳鼻咽喉部の老化現象が進み、あらゆる症状になって現れます」と卜部院長。

難聴をはじめ、嚥下障害や認知症にも密接にかかわってくるという。たとえば、服薬時に薬が飲み込みづらいといった症状は嚥下障害のサイン。嚥下障害は筋肉の連動性がうまくいかなくなった状態で、飲み込むタイミングや食べ方の指導を行う。小さな違和感は特に、患者自身が軽く考えてしまい、見逃してしまいがち。しかし「異常を感じたらすぐに耳鼻咽喉科へ」と院長は話す。

また、耳鼻咽喉科系の器官が原因でほかの症状に現れる、逆にほかの疾患の症状の一部が耳鼻咽喉科系の症状になる、他器官の治療や服薬による症状の悪化など、関連領域は非常に多い。一人ひとりの患者の受診状況や背景をヒアリングしながら、対話を重ねることで柔軟な問診を大切にしている。

「味覚や聴覚、嗅覚は人生を楽しむためにも重要な感覚。100歳まで楽しく生きるためにも、小さな症状を放置しないで」

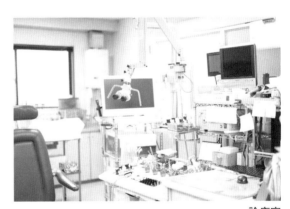

診療室

百歳まで元気に過ごすために

年を重ねていくと症状が複雑化し、「この治療をすればOK」というわけではなくなっていきますが、病院で改善することも多々あります。気になる症状があったら、我慢したりせず気軽に受診してくださいね。

患者の健康をトータルにサポートする、地域のかかりつけ医

えきや外科クリニック

得意分野
外科、整形外科、内科、消化器内科、
肛門外科、リハビリテーション科

安藤 正則 院長

福山市駅家町大字近田
121
☎ **084-976-2222**

🕐 診療時間：9:00～12:30（土曜は14:00）／
　　　　　　15:00～18:30

🈺 休 診 日：木曜午後、土曜午後（14:00まで診療）、日曜、祝日

🚗 駐 車 場：約30台

👥 スタッフ：医師1人、看護師8人、事務員6人、理学療法士2人、柔道整復師1人、
　　　　　　放射線技師1人、巻き爪補正士1人

🔬 主な検査・治療：内視鏡検査、超音波検査、骨折治療、巻き爪治療など

1994年岡山大学医学部卒業。岡山労災病院、坂出市立病院、岡山
大学病院、因島総合病院を経て、2006年にえきや外科クリニック
開院。
趣味は映画観賞。モットーは「いつも笑顔で」。

●幅広い診療科に対応し、地域の病院とも連携

　2006 年に開院した同院は、標榜診療科以外のさまざまな症状にも対
応している。幅広い分野で治療を行い、より専門的な治療や大きな手
術が必要な場合は、連携している地域機関病院に紹介している。

　各種検診・検査や予防接種も実施しており、胃カメラ・骨密度検査・
脈波検査・被爆者健康診断・肝炎検診・がん検診などが可能。体調が
悪いときだけでなく、困ったことがあればすぐに駆け込めるクリニッ
クとして、多くの地域住民が信頼を寄せる。

　幅広く診療を行う同院だが、なかでも特筆すべき点は、通常の薬物
治療・リハビリ治療だけでなく、東洋医学的アプローチや近赤外線治
療器を使った物理療法・オステオパシー的治療・巻き爪治療などの他
院ではあまり行われていない治療にも対応していること。さらにキネ

ステティクス®^{*2}に基づいた動き・介助の指導、フットケア、若石（足裏健康法）、運動療法なども実施している。

●地域のかかりつけ医として、住民の健康をサポート

外科・整形外科だけでなく、内科・消化器内科・肛門外科・リハビリテーション科などの専門治療にも対応。ガイドラインに基づいた全国レベルの治療を提供できるように努力することで、地域に密着したかかりつけ医として、住民の健康と生活をサポートする。

外科は「内臓疾患などを全身麻酔で手術する」というイメージをもつ人も多いかもしれないが、同院が行っているのはケガ・褥瘡の治療や、皮膚・皮下腫瘤などの局所麻酔による小手術。また、整形外科では骨格・関節・筋肉・神経など、運動器系統の機能障害の予防・治療などを行う。皮膚・泌尿器・耳鼻・口腔内疾患などの初期治療にも対応している。

「自分ができることは精一杯やり、できないことは専門家にお任せしています」と院長。早めに専門医に診てもらったほうが良いと診断した場合は、連携している専門医に紹介するなど、迅速な対応を心がけている。「来院時よりも少しでも笑顔で帰ってもらえるよう、診療しています」と話す。

*1 オステオパシー的治療／局所にとらわれず、人の身体がすべてつながってできていることを考慮した治療法
*2 キネステティクス®／リハビリや要介助の現場で使われる「人の動きに関する学問」のこと

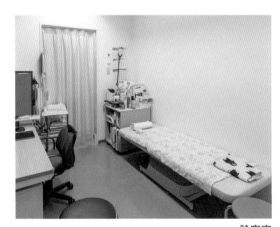

診察室

少しでも気になることがあれば、まずは気軽に相談に来てください。かかりつけ医の役割は「困っている患者さんの窓口」。そのため当院では、幅広い領域の診療をしています。

人生100年時代における体の機能回復に寄与

春日クリニック

得意分野

整形外科、リハビリテーション科

宇髙 潤 院長

福山市春日町1-7-5

☎ 084-945-2020

🕐 診療時間：9:00～12:00／15:00～18:00
🏥 休 診 日：水・土曜午後、日曜、祝日
🚗 駐 車 場：35台
👫 スタッフ：医師1人、放射線技師4人（うち非常勤1人）、
理学療法士7人、作業療法士2人（うち非常勤1人）、看護師3人、
受付事務4人、リハビリ事務1人
💉 実　　績：1日平均来院数／160人

2002年東京慈恵会医科大学卒業。2019年東京慈恵会医科大学整形外科学講座の講師に着任。2022年7月より現職。

●患者に寄り添った診察に尽力

　同院は、堀病院を代表とする医療法人徹慈会グループの整形外科クリニックとして、2022年7月に開院。クリニックとしては施設規模が大きいのが特徴で、広々とした面積で清潔感のあるリハビリテーションフロアのほかに屋外歩行訓練フロアを備え、一般整形外科だけでなく機能回復のためのリハビリテーション（以下、リハビリ）に注力している。クリニックでは珍しく、MRIなどの検査が可能であるほか、疾患によっては堀病院と連携することにより手術や入院をすばやく行うことができるのが大きな特徴だ。

　関節や筋肉の痛みのほか、体の悩みに対して幅広く治療を行う同院。主な疾患や症状としては、骨折、捻挫、脱臼、しびれ、関節リウマチ、骨粗しょう症、椎間板ヘルニア、腰痛、四十肩・五十肩、腱鞘炎、外反母趾、靱帯損傷など。宇髙院長は、患部に直接ふれながら限られた時間の中で症状に対する多くの情報を集め、患者が理解しやすいよう

寄り添った説明を心がけている。

●広いリハビリフロアで
　患者の機能回復・維持をサポート

「高齢化が進むということは、今まで以上にリハビリが重要になっていくと思います」と院長。リハビリは病気や年齢による変化が原因で引き起こされた日常生活の障害を改善、あるいは身体機能を維持するために実施される。そのためには医師や薬だけではなく、理学療法士や作業療法士の力が今後の人生100年時代ではより必要になってくるという。リハビリは短期間で終わるものではないので、一人ひとりが適切に通院できるよう、医師として判断を行っている。

運動療法を中心としたリハビリに注力する同院だが、その基礎となるのは、外来診察で得られた情報から症状の改善にどういった対応が取れるかを考えることだ。そのために院長は、常に技術力や情報をアップデートしながら地域医療への貢献を目指す。

「医療の技術は日進月歩で、手術法や薬事に関してもどんどん新しい情報に更新されています。ですので、エキスパートによる講習を積極的に受けたり最新の論文に目を通したりすることで、当院での治療に還元していけるように心がけています」

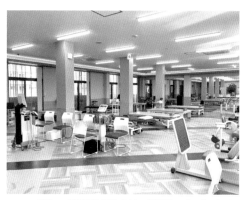

新しい機器を備えたリハビリテーションフロア

百歳まで元気に過ごすために

特に女性に多いのですが、痛みや自覚症状がないことで骨粗しょう症などの疾患を放置してしまっている患者さんを多くみかけます。そういった方が転倒してしまうと簡単に骨折することがあるため、できるだけ検診を受けることをお勧めします。また転倒予防にはリハビリテーションが有効な場合もありますので、気になる方は一度ご相談ください。

福山市春日町

産婦人科

婦人科領域の疾患に幅広く対応し、女性の幸せな一生を応援

幸の鳥レディスクリニック

得意分野

不妊治療、一般婦人科診療

窊山 高宏　院長

🏠 福山市春日町1-7-14
☎ **084-940-1717**

🕐 診療時間：9:00〜12:00／14:30〜18:00 ※完全予約制
　　（男性不妊専門医による男性不妊外来は
　　土曜16:00〜18:00）
🈲 休 診 日：木・日曜、祝日
🚗 駐 車 場：70台
👥 スタッフ：医師4人、看護師6人、臨床検査技師4人、受付6人
💉 実　　績：体外受精・顕微授精・採卵／約500件、凍結融解胚移植／約500件
　　（2023年1〜12月）

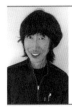

1957年広島県府中市生まれ。1985年産業医科大学卒業。産業医科大学助手。九州労災病院産婦人科医長、セントマザー産婦人科医院などを経て、1997年幸の鳥レディスクリニック開院。日本産科婦人科学会認定産婦人科専門医。四季折々の花を愛し、クリニック内に設けた花のある空間は患者を癒やしている。

●夫婦の夢を叶えるため、最先端の不妊治療に尽力

　少女期から老年期まで、女性の体の変化に応じて、さまざまな婦人科領域の疾患に対応するクリニック。女性の一生は、少女期・思春期・成熟期・更年期・閉経期・老年期と女性ホルモンが変化し続け、それに伴い、女性特有の悩ましい症状や疾患が出てくる。膣炎、無月経、月経不順、月経痛、貧血、月経前緊張症、不妊症、子宮筋腫、子宮内膜症、卵巣腫瘍、子宮頸がん、更年期障害、子宮体がん、尿失禁など、疾患は多岐にわたる。「些細な症状でも医師に相談し、治療して快適に過ごすことが女性の幸せな一生へとつながります。かかりつけの婦人科医を持つことは大切です」と院長は話す。

　不妊治療で訪れる患者が多い同院。夫婦の夢を叶えるべく、体外受精、

顕微授精、凍結融解胚移植など、最先端の不妊治療に取り組む。男性不妊の専門外来もあり、無精子症の人には専門医による TESE 手術（精巣内精子採取術）を行い、20組以上の夫婦が挙児希望の夢を叶えている。

　晩婚化が進み、不妊治療は増加傾向にあるが、最近では早めに治療に訪れる人が増えているという。院長が心がけているのは、不妊症で来院した患者からしっかり話を聞き、夫婦の状態をきちんと理解すること。そして、夫婦の気持ちや価値観を大切にして、必要な検査を行ってから治療に入ること。「不妊治療は夫婦の夢を叶えるためにあり、夫婦の絆を強くします。正直な気持ちや疑問など何でも気軽に話してくださいね」と院長。さらに「検査・治療は患者さんとの共同作業。診療や治療が心地よいものになるように応援しますので、おおらかな気持ちで前向きに取り組みましょう」と呼びかける。

●幸せのコツは自己肯定！ 自分の良い所に目を向けて

　院長のモットーは「幸せの窓は広い、それぞれに幸せ」。この言葉には、「患者さん一人ひとりが大切な存在であり、みんなが幸せになってほしい。女性の長い人生にずっと付き合っていきたい」との思いが込められている。実際、不妊治療をきっかけに来院した患者が、その後、がん検診、更年期障害の治療……と長年通い続けるパターンも多いという。

　女性の体は、女性ホルモンによってコントロールされている。院長は、女性が楽しい人生を過ごせるよう、心と体の両方の面からサポートを行う。「幸せのコツは自己肯定です。自分の良い所に目を向け、自分のことを好きになりましょう。100歳まで生きることは決して迷惑ではありません。みなさん存在するだけで人の役に立っているんですよ」と楽しい人生を送るための秘訣を教えてくれた。

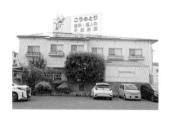

外観。完全予約制で
患者に安心感を提供

百歳まで
元気に
過ごすために

　いろんな個性の人がいて、それぞれ違った悩みを抱えていると思いますが、大切なのは毎日を楽しく過ごすこと。自分の好きな所を見つけて、自分に自信を持ち、前向きに生きていきましょう。

基本を大切にしたお尻とお腹の治療に定評

児玉クリニック

得意分野
肛門疾患、胃腸疾患

児玉 雅治 院長

🏠 福山市南蔵王町6-2-8
☎ **084-943-5633**

🕐 診療時間：9:00〜12:00／16:00〜17:30
　　　　　　※13:30〜16:00は手術・検査
🈳 休 診 日：水・日曜、祝日
🚗 駐 車 場：20台
👥 スタッフ：医師1人、看護師12人、事務員4人、その他4人
💉 実　　績：手術 208件(2021年1〜12月)
🕐 主な検査：胃・大腸内視鏡検査、腹部超音波検査など

1969年福山市出身。岡山大学医学部卒業後、岡山大学第一外科学教室入局。岡山済生会総合病院、寺田病院などを経て、1999年より児玉クリニック理事長。

●スタッフ全員が内視鏡検査・手術に従事可能

　同院は消化管の外科を専門とする有床診療所で、いぼ痔・切れ痔・痔瘻などのお尻の病気（肛門疾患）と、食道・胃・十二指腸・大腸の潰瘍やポリープ、がんなどのお腹の病気（胃腸疾患）を得意とする。肛門の手術や内視鏡手術は、状況に応じて日帰り・入院手術を行う。また同院の強みとして、スタッフ全員が内視鏡検査や手術に従事できる点がある。夜間の急病や緊急手術にも迅速に対応している。

　「大事なのは、他院にないことをするより、誰にでもできることをきちんとすること」と児玉院長。「地域における『消防団』のような存在でありたい」と語る。かつて消防団に所属していた院長。火災のときに一番にかけつけて初期消火にあたり活躍する、消防団の姿を理想と考えるようになったという。

●「聞いて、見て、触って」という基本を大切に

同院が最も得意とするのが、肛門疾患。「お尻の病気で困っている人の多くが、恥ずかしいからと一人で悩みを抱えています。一人でも多くの方が、悩みから解放されるようになってほしいとの思いで、治療にあたっています」と院長は話す。

同院が心がけているのが、「聞いて、見て、触って」という基本を大切にして診察を行うこと。少しでも恥ずかしさが和らぐようにシーツをかけ、極力痛みのない検査に努めている。「恥ずかしいかもしれませんが、まずは『見て、触って』ということが大事。話だけ聞いて正しい診断をすることは不可能だからです。重大な疾患を見逃すことにもつながります」と院長。

同院では疾患の程度によって「生活習慣の改善」「薬物療法（座薬、軟膏（なんこう）、内服薬）」「手術」の3つの治療法を提案し、これらを組み合わせて治療を実施する。なお手術が必要な場合は、全体の約15%前後。多くは、生活習慣の改善と薬物療法で対応できる。

また胃腸疾患では、がんの早期発見を目指し、胃・大腸内視鏡検査に力を入れる。胃カメラは、経口内視鏡と経鼻内視鏡の両方を備えており、患者の状態や要望に合わせて対応する。

「お尻やお腹には、重大な疾患が潜んでいることもあります。気になる部分がある方は、一度ご相談ください」

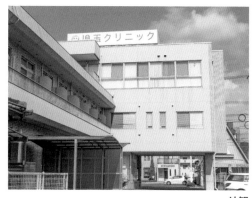

外観

百歳まで元気に過ごすために

排便は、週に2回以上出ていれば十分です。またトイレで排便をする時間は、5分以内にしてください。排便後は、顔を洗うように軽くふくだけでOKです。

最新医療機器を用いた治療に定評。耳鼻咽喉科疾患の専門家

佐藤耳鼻咽喉科医院

得意分野
アレルギー性鼻炎、副鼻腔炎、中耳炎、めまい、花粉症

佐藤 孝至　院長

🏠 福山市御船町1-11-11
☎ 084-921-1678

🕐 診療時間：9:00～13:00／15:00～18:00
🈑 休 診 日：月・木曜午後、日曜、祝日
🚗 駐 車 場：14台
👥 スタッフ：医師1人、非常勤医師1人、看護師3人、医療事務1人
💉 対応手術：鼓膜切開術、鼓膜チュービング、咽頭異物摘出術などの小手術

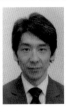

1964年広島市生まれ。1989年愛知医科大学卒業。広島大学病院・耳鼻咽喉科、県立広島病院、市立三次中央病院などを経て、愛知学院大学歯学部・准教授（外科学講座）・愛知学院大学歯学部附属病院・耳鼻咽喉科科長。2016年同院院長就任。日本耳鼻咽喉科学会認定耳鼻咽喉科専門医。日本気管食道科学会認定気管食道科専門医。モットーは「安心・安全・清潔な耳鼻咽喉科診療」。

●耳鼻咽喉科疾患は根気よく通院することが大切！

　「視覚」以外の４つの感覚である「聴覚（難聴、耳鳴り）」「平衡覚（めまい）」「味覚」「嗅覚」の診療を得意とし、風邪に伴う上気道感染症の治療も行う。耳鼻咽喉科領域の疾患は、外からは見えにくいものがほとんど。そのため、Ｘ線や耳鼻咽喉科用顕微鏡、内視鏡などのＩＴ化した最新医療機器を導入して、疾患を可視化。患者に対して、症状について書いたものをプリントアウトして渡すなどできる限りわかりやすい説明と、納得してもらったうえでの診察・治療の提供を心がけている。花粉症、アレルギー性鼻炎、副鼻腔炎、中耳炎の最新治療に力を入れているほか、いびき、睡眠時無呼吸症候群などの検査・診断、舌・咽頭・喉頭・甲状腺といった各がんの検診にも尽力する。

　耳鼻咽喉科は、感覚器科としての側面と外科系としての側面があり、

局所処置を大切にする診療科。「来院した時より、少しでも症状が改善した状態で帰ってもらえることを目指しています」と院長は話す。患者の栄養管理や、酒・たばこなどの生活習慣の改善が継続的に必要となるため、本人が気づきにくいストレスや生活習慣の乱れなどは、家族にも協力をお願いする。「耳鼻咽喉科疾患は、1回の診察で完治することはほとんどありません。根気よく通院して治療していきましょう」

●新型コロナウイルス後遺症に悩む患者にも対応

「地域のかかりつけ医として、患者さんの健康に役立つ医院でありたい」というのが同院の診療方針。コロナ禍においては、発熱外来を設け、発熱患者と一般患者の動線を時間的かつ空間的に分けることで、安心・安全な診療に努めた。新型コロナウイルス後遺症外来としても登録されており、味覚障害や嗅覚障害、せき、息切れなど、さまざまな症状に悩む患者に対応している。

高齢者に多い耳鼻咽喉科疾患には、難聴や耳鳴り、めまい、嚥下障害^{えんげしょう}などが挙げられる。「耳の聞こえが悪いと生活の質が落ち、認知症になりやすいと言われています。テレビをずっと視聴し続けるのは危険。1日のうち30分でも1時間でもよいので、耳を休ませる時間をつくりましょう」と院長。

さらに、味覚機能と嗅覚機能が衰えることも生活の質の低下につながるという。「味覚機能低下の予防には、毎日の食事で鉄分や亜鉛をとることが大切です。また、日頃から常に匂いを意識し、嗅覚を鍛えると、嗅覚機能低下の予防になりますよ」と元気で長生きする秘訣を教えてくれた。

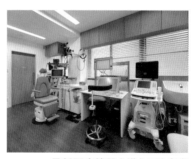

最新医療機器を備える診療室

百歳まで元気に過ごすために　体性感覚（皮膚感覚、深部感覚、内臓感覚）が低下すると、体のバランスが崩れやすくなり、転倒や骨折につながります。日頃から良い姿勢を保ち、歩いたり、ストレッチをして、体幹を鍛えましょう。

患者の心に寄り添った診療に定評。脳・脊髄・神経の専門施設

さとう脳外科クリニック

得意分野
脳卒中、脳腫瘍、脳梗塞、認知症

佐藤 昂平 院長

🏠 福山市大門町3-28-43
☎ 084-940-5855

🕐 診療時間：9:00～12:30／15:00～18:00
🈺 休 診 日：水・土曜午後、日曜、祝日
🚗 駐 車 場：34台
👥 スタッフ：医師1人、看護師5人、放射線技師1人、臨床検査技師2人、医療事務8人
📋 実　　　績：MRI／4,489件、CT／551件、超音波検査／1,252件、心電図検査／667件、脳ドック／103件（2022年1～12月）

2004年愛光学園高校卒業。2010年岡山大学医学部卒業。中国中央病院、岡山東部脳神経外科病院、川崎医科大学附属病院脳神経外科を経て、2017年にさとう脳外科クリニック副院長。2018年から同院院長。日本脳神経外科学会認定脳神経外科専門医。

●脳ドックで病気の予防や早期発見に注力

　脳卒中（のうそっちゅう）・脳腫瘍（のうしゅよう）・認知症など、脳・脊髄（せきずい）・神経に関する診察・治療を専門とするクリニック。脳神経外科専門医の院長が、患者と家族が安心して診療を受けられる、安全で質の高い医療を目指す。

　脳卒中の予防、脳腫瘍や未破裂脳動脈瘤（みはれつのうどうみゃくりゅう）の早期発見、認知症の早期診断のためにお勧めしたいのが、脳ドックである。「脳ドックは、脳の健康診断です。平均寿命は延びましたが、高齢化に伴い脳梗塞（のうこうそく）や認知症は増えています。病気の早期発見および治療のためにも、年齢を問わずに受けてみてください」と院長。

　同院では、撮影画像がきれいで検査時間も短い最新型の3.0テスラMRI装置を導入。脳血管の描出がより鮮明になり、微小な動脈瘤（どうみゃくりゅう）の発見につながることが期待できるようになった。検査当日に医師からの結果説明が受けられるのも魅力。

　また、脳梗塞や脳出血の危険因子である高血圧・糖尿病・高脂質症・肥満など脳神経外科の分野に限らず、さまざまな疾患に対応している。「地域のかかりつけ医として、できることは力になりたい」と話す。気になる症状があれば、些細なことでも相談してみよう。脳神経センター大田記念病院、岡山大学病院、川崎医科大学附属病院、北野病院などと連携しており、手術や入院治療が必要な場合は適切な病院を迅速に紹介してくれる。

●患者が納得した治療を誠意と真心を持って行う

　前院長でもある父親の背中を見て育ち、医師を志した院長が、最も大切にしているのが、患者が納得してから治療を進めること。モヤモヤした気持ちのまま治療が進まないよう、医療情報はわかりやすく丁寧に説明し、患者の思いをきちんと聞くように心がけている。

　「本人が納得していることが、医療の大前提。納得していないと、継続した治療はできません。患者さん一人ひとりの家庭環境を考慮し、治療を提案しています」と院長。そして、「最近は、インターネットなどで多くの情報が簡単に手に入るようになりましたが、正しい情報ばかりではありません。信憑性の低いものもあるので、信頼できる人に相談してほしい」とも話す。

　院長だけでなく、スタッフも誠意と真心を持って対応しており、患者や家族からは「親身になって話を聞いてくれる」「温かい雰囲気で相談しやすい」といった声も多い。

　待合室やリハビリルームは、明るく開放的な雰囲気。季節の花や観葉植物、トールペイントなどがあちこちに飾られ、ゆったりとした気持ちで過ごすことができる。

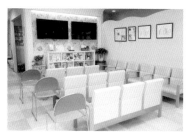

明るく居心地の良い待合室

百歳まで元気に過ごすために　気軽に相談ができ、正しい医療情報を教えてくれる医師が身近にいると心強いもの。まずは信頼できる医師を見つけましょう。また、良好な家族関係を築くことは、病気の早期発見につながります。

「トータル&シームレスケア」による一体的な医療を提供

寺岡記念病院

得意分野
脳疾患、リハビリ、透析、腎疾患、糖尿病、呼吸器疾患

寺岡 謙 理事長 **武田 昌** 病院長

🏠 福山市新市町大字新市37番地
☎ **0847-52-3140** (代表)

🕐 **診療時間**：【外来受付】8:30～11:30（土曜は11:00まで）
【診察時間】9:00～12:00、13:30～17:30
※急患は24時間診察

🈹 **休 診 日**：日曜、祝日、年末年始（12/31～1/3）、
夏期休日（年2日）

🚗 **駐 車 場**：109台

🚻 **スタッフ**：医師18人、薬剤師11人、看護師185人、リハビリ療法士40人、その他155人

💉 **実 績**：延べ外来患者数／74,601人、一日平均外来患者数／250人、延べ入院患者数／70,104人、一日平均入院患者数／192人、救急搬送受入患者数／1,116人、手術件数／456件（2022年4月～2023年3月）

🕐 **主な機器**：一般撮影装置、CT装置（64列のマルチスライスCT）、MRI装置、乳房撮影装置、骨密度測定装置、X線透視撮影装置、血管撮影装置、高気圧酸素治療装置 ほか

●幅広い領域で、地域を支える

　同院は、1946年に内科の診療所「寺岡医院」として開院した。その後、1951年に現在地で内科・外科28床の「寺岡病院」を開設。以降、診療科目の増設や施設の拡大を行い、現在まで70年以上にわたり福山市新市町を中心とした福山市北部・府中市エリアの地域医療を支えている。

　同院の診療科目は多岐にわたり、内科・外科・脳神経外科・整形外科・泌尿器科・リハビリテーション科・リウマチ科・形成外科・神経内科・循環器内科

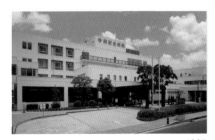
外観

がある。さらに腎センター・リハビリテーションセンター・脳健診センター・通所リハビリテーション「フォース」・訪問リハビリステーションに加え、2023年からは高齢者健康医学センターなども併設している。

前理事長の寺岡暉会長が脳神経外科医師であり、同院では脳神経外科の実績が多い。脳梗塞・脳出血などの急性期疾患、脳腫瘍やその他脳神経疾患などに幅広く対応している。リハビリについては40人の療法士が在籍し、積極的なリハビリを展開している。さらにドライブシミュレーターを導入し、高齢者の運転免許証更新にかかる診断書（公安委員会提出用）も作成できる。運転免許証更新だけではなく、病後の運転再開の相談も可能だ。

透析は、福山市北部・府中市エリアにおいて、多くの患者を受け入れている。寺岡理事長は、「腎疾患の患者さんは増加傾向にあり、透析に至ると生活のうえで大きな制約を受けます。そうした点をサポートしたいという思いから、先々代の時代より、透析患者さんを積極的に受け入れています」と話す。

●全人的な、切れ目のない医療の提供

同院は、「トータル&シームレスケア」を理念としている。トータルケアとは、全人的な医療を提供すること。「特定の部位や疾患に限定して診療するのではなく、患者さんの体全体や心理面なども考慮した、幅広い診療を行います。さらには、家庭や仕事などで患者さんが置かれている状況など、社会的側面なども考慮し、一人ひとりに合わせて総合的に診断・治療を行います」と病院長。

さらに、「シームレスケアとは、切れ目のない医療という意味です。段階で切れ目なく一体的に提供されるのが、重要だと考えています」と話す。

病状は急性期、回復期、慢性期で異なるため、経過に適した医療提供と療養環境が整備される必要があることから、同院では急性期医療からリハビリテーション医療、慢性期医療、在宅医療まで一貫した、総合的な医療を提供している。

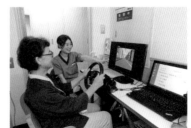
ドライブシミュレーターの様子

●治療は、患者と医療者の共同作業。 目標は「人間回復の医療」

　地域住民や患者の視点に立った医療の提供を目指すのはもちろんだが、一方で、医師や看護師など医療チームの医学的・専門的知識と技能、施設・設備の活用によって最善の医療が準備されるという事実もある。そういったことから、同院には「医療を受ける受療者と医療を提供する医療者との共同によって、医療の質が高められている」という考え方がある。「患者さんの言うままに診療するのではなく、患者さんのことを思った診療を行うので、ときには厳しい意見を言うこともあります。一方で、治療について不安がありましたら、どんなことでもすぐにご相談ください。治療は、患者さんと病院の共同作業なのです」と病院長。

　また、同院は「人間回復の医療」を目標としている。理事長は、「人はみな健康で快適な生活を営みたいと願っています。しかし病にかかると、人間としての存在が脅かされてしまいます。病にかかった人が、再び元の生活を取り戻す努力のお手伝いをするのが、人間回復の医療です」と話す。

　同院では、地域における医療・福祉・介護の連携を行い、地域全体で提供できるように尽力している。関連施設としてサービス付き高齢者向け住宅・訪問看護・介護医療院・クリニック等の総合的な施設「ローカルコモンズしんいち」や「ローカルコモンズふちゅう」、高齢者総合福祉施設「ジョイトピアおおさ」、老人保健施設「ジョイトピアしんいち」があり、住み慣れた地域で完結できる医療や介護の提供を行っている。

近年では予防医学にも注力し、健康診断を積極的に行い、2023 年には高齢者健康医学センターを設立して、健康長寿のためのまちづくりを行っている。

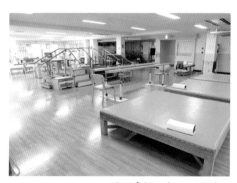

　「どの診療科にかかればよいかわからないときなど、まずは、お気軽にご相談ください」

リハビリテーションセンター

武田 昌 病院長
（たけだ・しょう）

PROFILE

経　歴 資　格	1978年岡山大学医学部卒業。岡山大学医学部附属病院 第2内科を経て、1986年より寺岡記念病院内科。 2006年より同院病院長。日本内科学会認定総合内科専門医。	

趣　味　真空管アンプのオーディオでの音楽鑑賞（ジャズ、クラシックなど）

モットー　生涯一内科医

●病院長の横顔
　もともとオーディオなどの機械いじりが好きで、工学の分野を目指していた。しかし実家が開業医であったことから、気づいたら医療の世界へ。患者から感謝されることが、医師をしていて一番のやりがいだという。

●病院長からのメッセージ／百歳まで元気に過ごすために
　百歳まで元気に過ごすポイントは、朝昼夕と「楽しく」食事をすること。笑うことで免疫力が高まります。毎日笑う暮らしを意識してください。

竹信 敦充 脳神経外科部長
（たけのぶ・あつみ）

PROFILE

経　歴 資　格	1985年島根医科大学卒業。鳥取大学医学部附属病院 脳神経外科を経て、2004年より寺岡記念病院脳神経 外科。2016年より脳神経外科部長。日本脳神経外科学会認定脳神経外科専門医。	

趣　味　カープ応援、神楽鑑賞、バードウオッチング

●脳神経外科部長からのメッセージ／百歳まで元気に過ごすために
　加齢とともに体が衰えることは避けられないことで、若い頃の自分と比べてはいけません。現在の自分を受け入れて、それに見合った言動をしましょう。頑固にならずに若い人の意見にも耳を傾け、周囲の人とかかわり合いの持てるような趣味を見つけてください。高齢になってからの病気は、生活の質を低下させないように上手に付き合っていくようにしましょう。

皮膚は内臓の鏡。内科・皮膚科連携で病気予防と健康サポート

とくも胃腸科 皮ふ科

得意分野
胃腸疾患、生活習慣病、アトピー性皮膚炎、ニキビなど

徳毛 健治 院長　**徳毛 幸枝** 副院長

🏠 福山市光南町1-7-9
☎ **084-923-1552**

🕐 診療時間：9:00～13:00／15:00～18:00
　　　　　　※土曜の午後は14:00～17:00
🈑 休 診 日：木曜午後、日曜、祝日
🚗 駐 車 場：38台
🏥 スタッフ：医師2人、看護師5人
💉 実　　績：外来患者数／約118,000人（1994年4月～2023年12月）

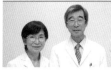

徳毛 健治　1980年東京医科大学卒。1988年広島大学大学院修了。1989年米国健康財団（ニューヨーク）へ留学後、広島大学病院内視鏡室長などを経て、1994年より現職。日本医師会認定産業医。

徳毛 幸枝　1979年東京女子医科大学卒。広島大学病院皮膚科、県立広島病院皮膚科医長、マツダ病院皮膚科部長を経て、1994年より現職。

●丁寧なヒアリングに基づくきめ細かな医療を実践

　内科医の健治院長は消化器疾患が専門。高精度のレーザー内視鏡を用いた検査は、より精密で正確な診断が短時間で可能なうえ、患者の身体的負担も軽減できると高く評価されている。胃がんや胃潰瘍の原因となるピロリ菌の治療実績が豊富で、3次除菌にも対応する。2年間留学した米国健康財団で生活習慣病や発がん研究に従事し、造詣が深い。

　「100歳まで元気で過ごせる」を目標に、血圧やコレステロール、糖尿など全身管理に力を入れる。生活習慣を細かく確認して指導するとともに、過去の検査データも含めてグラフ化して推移を「見える化」し、患者の納得とやる気を引き出して生活の質の向上につなげている。

　皮膚科は、アトピー性皮膚炎や接触皮膚炎などのアレルギー疾患を専門とする幸枝副院長が、豊富な診療経験を基に皮膚科全般の疾患に

対応する。洗顔や入浴をはじめ、洗剤や化粧品の使い方といった生活習慣をしっかりヒアリングし、原因を突き止めたうえで適切な治療を実施。さらに、食生活など生活習慣としての皮膚との付き合い方を助言する。「皮膚は身体を守るためのバリア。バリアが壊れることでいろいろな症状が出てくるので、まず壊れた皮膚を修復してから、壊さない生活習慣を身に付けてもらっています」と副院長。皮膚疾患は見た目の状態に悩む患者も多く、話をよく聴いて精神面でも寄り添う。

●病気にならないための健康管理を手厚くサポート

「皮膚は内臓の鏡」ともいわれ、皮膚に現れた症状によって内臓の病気を発見できることがある。同院は内科と皮膚科が連携して治療にあたっており、心強い。さらに、カルテも一括で管理し、検査や投薬の重複を避けることができ、安心して治療を受けることができる。1994年の開業からおよそ11万8,000人の患者を診療している実績は、地域からの信頼の証でもある。

また同院では、「ヘルシーライフ」をモットーに、病気の予防に力を注ぐ。食事をはじめ、体重や睡眠、生活習慣など、患者の健康管理を支援する。診察は順番予約システムを導入し、すでに9割近い患者が利用するほど浸透している。窓口に並ばずにインターネットや電話で予約でき、順番が近づくとメールや電話、LINEで知らせてくれる。

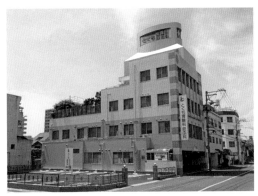

外観。4世代にわたって診ている患者も多い

百歳まで元気に過ごすために

まず、バランスのとれた正しい食生活が大切です。次に、社会的活動に参加して人とかかわり合うこと。そして、日常生活でまめに身体を動かして体重をコントロールする。そうして100歳まで不自由なく暮らすことを目指しましょう。

糖尿病をはじめとする生活習慣病の治療に尽力

永原内科クリニック

永原 靖浩 院長

🏠 福山市伊勢丘6-1-30
☎ 084-948-9123

🕐 診療時間：9:00～12:30／14:45～18:00
　　　　　　※電話やインターネットでの予約も可能

🈑 休 診 日：水・土曜午後、日曜、祝日

🅿 駐 車 場：26台

👫 スタッフ：医師1人、事務長1人、看護師6人、医療事務6人

💉 実　　績：糖尿病患者数:約1,100人／月、胃カメラ:350件／年（2023年1～12月）

●地域の人々が健康に年を重ねる医療を目指して

　糖尿病、消化器疾患、内科を専門とするクリニック。地域の人々が健康に年を重ねる医療「サクセスフル・エイジング」を目指す。ほとんどの人が「健康で長生きしたい」と考える中、糖尿病、高血圧症、高脂血症（脂質異常症）などの生活習慣病の治療が不十分だったことにより病気を発症し、その後、不自由な生活を強いられる人も多い。

　「生活習慣病は、自覚症状がほとんどありません。定期健康診断をきちんと受け、異常を指摘された場合は放置せず、早急に受診してください。治療は始めるのが早ければ早いほどいいです。小さなクリニックですが、一人ひとりに対して丁寧に対応します」と院長。同院では、「クリニック＝治療を行う場所というよりも元気になる場所」との考

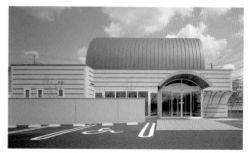

外観。クリニックの前には広い駐車場を完備

えのもと、患者に寄り添い、心地良い環境での診療を心がけている。

　診療の結果、より専門的な検査や治療、入院が必要となった場合には、福山市民病院、日本鋼管福山病院、福山第一病院、井上病院、脳神経センター大田記念病院など、連携している地域の医療機関を紹介する。

●専門資格を持つスタッフが糖尿病治療をサポート

　特に力を入れているのが、糖尿病治療だ。糖尿病専門医（日本糖尿病学会認定）の資格を持つ院長が、幅広い知識と豊富な経験を生かし、専門的な診療を行っている。糖尿病に関する検査（HbA1c、血糖、尿）はすべて院内で行うため、検査結果を当日すぐに伝えることができ、治療計画をスピーディーに立てることが可能。迅速な検査方法により、患者の糖尿病に対する理解が深まり、結果的に治療に対するモチベーションが高まるメリットもあるという。

　広島県糖尿病療養指導士の資格をもつ看護師による糖尿病指導や、管理栄養士による食事（栄養）指導が受けられるのも特徴といえる。糖尿病患者の生活習慣や性格は十人十色。自己管理や節制が難しいと思われる食事療法を指導する場合は、患者本人だけでなく、普段の生活リズムや食事内容をよく知る家族に同席をお願いしている。

　また、同院の向かい側にある福山市東部市民センターで、定期的に食事教室、運動教室、糖尿病教室を開催。食事教室では、管理栄養士が栄養バランスを考えた料理を試食したり、参加者と一緒に料理を作ったりする。運動教室では、インストラクターを招いて運動のやり方を学び、実践する。さまざまな活動を通して、患者の糖尿病治療に対するモチベーションの向上を目指す。

　「糖尿病は、治療を怠り放置しておくと、動脈硬化、腎症、神経障害な

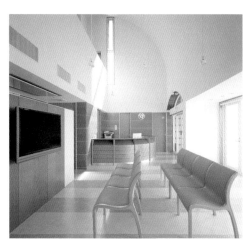

明るく開放的な待合室

ど重大な合併症を発症する可能性があります。当院では、頸動脈エコー、脈波、心電図、アキレス腱反射などの糖尿病合併症検査を定期的に実施し、合併症の発症を防ぐよう努めています」と院長は話す。

●できる限り苦痛を伴わない胃カメラ検査を実施

消化器内視鏡専門医（日本消化器内視鏡学会認定）と消化器病専門医（日本消化器病学会認定）の資格も持つ院長。消化器全般の診療を行っており、中でも胃カメラ（胃内視鏡）検査に力を注ぐ。この検査により、胃潰瘍、胃がん、逆流性食道炎といった消化器系の病気を早期発見・早期治療することができる。

検査方法としては「経鼻内視鏡検査（鼻から挿入する）」「経口内視鏡検査（口から挿入する）」の２通りがあり、同院では両方に対応。所要時間は、検査前の麻酔などの処置を含めても15分程度だ。検査方法は患者に選んでもらうが、できる限り苦痛を伴わない検査を心がける。胃がんや胃潰瘍など胃の病気に深くかかわるピロリ菌の検査、除菌治療も行っているので、腹痛や胸やけなどの症状で悩んでいる人は相談してみよう。

さらに、院長は総合内科専門医（日本内科学会認定）の資格も持つ。高血圧症や高脂血症（脂質異常症）、心臓疾患、呼吸器疾患など生活習慣病を中心に、内科系の病気を幅広く診療している。同院では、定期的に検査を行い、重大な病気の発症を予防するほか、食事指導や適度な運動、禁煙など患者ができる範囲での生活改善の指導を行う。「健康診断で何か異常が見つかった場合は、なるべく早めに受診することをお勧めします」と呼びかける。

患者の待ち時間を短縮し、スムーズに診療が受けられるようにと、電話やインターネット（24時間受付中）から予約ができるのもうれしい。

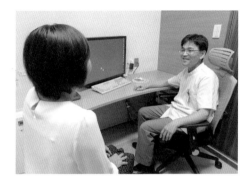

患者に寄り添った診察に定評

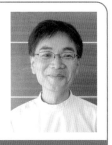

永原 靖浩 院長
（ながはら・やすひろ）

経　歴	岡山市出身。1992年産業医科大学医学部卒業。岡山大学消化器内科、日本鋼管福山病院、岩国医療センターなどを経て、2009年より現職。
資　格	医学博士、日本糖尿病学会認定糖尿病専門医、日本消化器内視鏡学会認定消化器内視鏡専門医・指導医・中国支部評議員、日本消化器病学会認定消化器病専門医、日本内科学会認定総合内科専門医、日本医師会認定産業医
モットー	"治療を行う場所"というより"元気になる場所"に

●院長の横顔

　実家は岡山市に本社がある老舗醤油会社「キミセ醤油㈱」だが、母方の祖父が医師で、幼少期からその姿を見て「人を助けたい」との思いを持っていた。患者の全身をトータルで診ていきたいとの思いから内科を志し、長年勤めた日本鋼管福山病院では内科疾患治療に力を注いだ。そして、愛着のあった福山市東部で開業医に。

　「昔からの住宅が立ち並ぶこの辺りは、高齢化が進んでいます。少しでも地域の医療に貢献できればうれしい」と話す。穏やかな口調とやさしい人柄で、気軽に相談しやすいとの声も多い。

●院長からのメッセージ／百歳まで元気に過ごすために

　糖尿病、高血圧症、高脂血症（脂質異常症）といった生活習慣病は、自覚症状がほとんどありません。そのため、治療を途中で投げ出したり、検査で異常が見つかっても医療機関を受診せずに放置したままにしておくと、心筋梗塞、脳梗塞、腎不全といった重大な合併症を引き起こす可能性があります。当院では、患者さんがそうならないために、糖尿病、消化器疾患、内科一般疾患の専門医として、適切な診療を行っています。

　健康で長生きをするためには、信頼できるかかりつけ医を持ち、定期的に通院することが大切です。良くないのは、自己判断で治療を中断すること。不安に思うことや、治療を続けるのが難しい理由があれば、医師やスタッフに相談してください。

幅広い疾患に対応。良質な医療で地域を支える

西福山病院

杉原 正大 副理事長

得意分野
内科、外科、消化器、肛門、整形外科、救急、健診、高齢者医療、産婦人科、リハビリ

🏠 福山市松永町340-1
☎ 084-933-2110

🕐 診 療 時 間：9:00〜12:30／14:00〜18:00
🈺 休 診 日：日曜、祝日
🚗 駐 車 場：40台
👥 スタッフ：医師20人（非常勤含む）、スタッフ120人
💉 実 績：内視鏡検査／約1,000件、全身麻酔／140件（腹部手術70件〈うち腹腔鏡50件〉、整形外科70件）、肛門手術／約50例（2022年1〜12月）

● 24時間体制の急性期・慢性期ケアミックス病院

　内科や外科を中心に、幅広い疾患の診療に定評のある地域密着型病院。2次救急指定病院として24時間体制で患者を受け入れ、急性期・慢性期ケアミックス病院として、122床の入院施設を完備。内科・外科・消化器科・肛門外科・整形外科・乳腺科・産婦人科・皮膚科・泌尿器科・放射線科など、多くの領域の患者に対応している。

　内科は、生活習慣病を含むすべての内科疾患。外科は、胃がん・大腸がん・胆石症・鼠経（たんせきしょう）（そけい）ヘルニアなどの腹腔鏡下手術。胃腸内科は、胃がん・大腸がんの内視鏡検査や治療。整形外科は、腰痛や関節痛、骨折・変形性膝関節症などの手術。乳腺科は、診断ソフト・認定医によるマンモグ

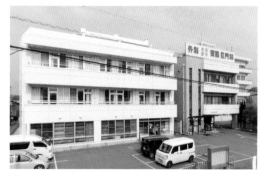

外観。JR松永駅北口から徒歩1分の好立地

ラフィー診断。というように診療内
容や検査は多岐にわたる。

　マルチスライスCT、MRI、各種
内視鏡、超音波、腹腔鏡などの高性
能な医療機器を導入し、大規模病
院と同レベルの医療を目指して、常
に最新技術を追及しているのも特徴
だ。消化器疾患の診療が得意で、内
視鏡治療から手術まで多数行ってい
る。また、体への負担の少ない腹腔
鏡手術の導入は、早期の社会復帰を
可能にしている。予約なしで外来受

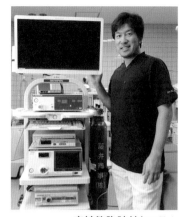
高性能腹腔鏡システム

診や検査、入院ができ、さまざまな疾患を診療可能で、風邪などの軽
症から緊急手術が必要な重症まで、幅広く対応している。

●多数の救急患者を受け入れる地域のかかりつけ病院

　地域貢献を第一に考え、人道的人間的医療を追求する同院。「愛・信頼・
技術・奉仕」をモットーに、地域住民に寄り添った医療を心がけている。
常勤、非常勤合わせて20人の医師、120人のスタッフが在籍。大学病
院などとも密接に連携し、地域住民のかかりつけ医として、複数の医
師による信頼・安心の医療を提供している。

　外来は予約制ではなく、CTや胃カメラ、マンモグラフィーなどの検
査も予約なしで可能。大規模病院では長期間待つことのある手術も、

同院では早期に、患
者の都合に合わせて
受けることができる。
常に患者のことを第
一に考え、受診する
方すべてに満足して
もらえるよう体制を
整えている。

　杉原副理事長は、
外科医として数多く

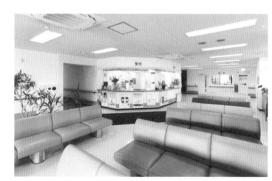
明るい雰囲気の待合室

の腹腔鏡手術を経験。特に消化器外科手術は経験豊富で、内視鏡検査・治療を得意とし、総合診療にも精通している。「患者さんには、丁寧でやさしく、温かい対応をいつも心がけ、心が通う地域に根ざした病院を目指しています。中規模病院ならではの患者さんのご都合に合わせた柔軟な対応ができます」と話す。

●女性医師による婦人科診療&妊活外来に注目

　2022年4月には、日本生殖医学会認定生殖医療専門医の資格を持つ小谷医師による婦人科&妊活外来がスタート。妊活を始めたばかりのカップルの最初の相談窓口となるよう、不妊症・不育症検査、人工授精までの一般不妊治療を行っている。体外受精が必要な場合は、速やかに希望する専門施設を紹介。卵管の詰まりは、不妊症の大きな原因の1つ。それを解消する手術「卵管鏡下卵管形成術（FT）」を備後地区で初めて導入した。また、将来の妊娠に備えて「妊活チェック」「ブライダルチェック」を受けることもできる。

　もちろん妊活希望の女性だけではなく、すべての年代の女性の婦人科的な悩みに対応している。思春期から老年期までの一般婦人科診療全般を行い、検診や避妊・アフターピルの相談なども可能。女性医師による婦人科診療は「相談しやすい」と好評を得ている。

　「すべての患者さんが自分の体に対する治療の決定権を持っていると考えています。そのためには自分の体や治療についてよく知る必要があります。できるだけわかりやすい言葉で、理解しやすい説明を行い、患者さん自身が体だけではなく、心も人生もより良くしていくお手伝いをすることを心がけています」と小谷医師は優しい口調で話す。

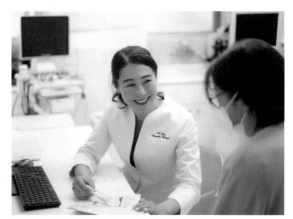

小谷医師の外来の様子

杉原 正大 副理事長
（すぎはら・まさひろ）

PROFILE

経　歴
資　格

1976年福山市松永町生まれ。2003年兵庫医科大学卒業。兵庫医科大学病院、宝塚市立病院、大阪中央病院などを経て、2009年岡山大学第一外科入局。広島市民病院，岡山大学病院勤務後、岡山大学大学院にて医学博士号取得。2014年より現職。日本外科学会認定外科専門医。日本消化器外科学会認定消化器外科専門医・指導医。現在は外科医としてだけでなく、総合診療医として、日々診療にあたっている。

モットー　日々その瞬間、最善を尽くす

●副理事長からのメッセージ／百歳まで元気に過ごすために

　生まれ育った松永で、地元の方々の健康のお手伝いができることに喜びを感じています。松永地区唯一の救急病院として、24時間365日、どのような患者さんでも可能な限り受け入れ、ニーズに応えられるよう努めています。また、他の病院で治療後の方、自宅で介護中の方、施設入所中の方などの急な病状変化にもすぐに入院対応が可能。松永地区を中心とした地域包括ケアシステムを構築したいと考えています。手術・入院も可能な地域のかかりつけ医として、サポートしていきます。

小谷 早葉子 医師
（こたに・さよこ）

PROFILE

経　歴
資　格

1974年福山市生まれ。1999年香川医科大学卒業。岡山大学産科婦人科学教室入局。岡山大学病院、岡山赤十字病院、尾道市立市民病院、岡山労災病院などで研修。岡山大学大学院医歯薬学総合研究科で学位取得。岡山大学病院助教、岡山二人クリニックを経て現職。日本産科婦人科学会認定産婦人科専門医。日本生殖医学会認定生殖医療専門医。

モットー　全ての経験はギフト

●医師からのメッセージ／百歳まで元気に過ごすために

　女性の体は、年齢やホルモンと共にダイナミックに変化します。体のライフサイクルに合わせて、体の声を聞きながら生活できれば、病気にはなりにくいですが、現代のストレスの多い社会で女性の心や体は疲弊し悲鳴をあげています。このように女性の体は繊細ですが、違和感を感じても「恥ずかしい」と受診をためらう方が多くいます。相談しやすい雰囲気を心がけていますので、どんな小さな不調でも、気になれば遠慮なくお話しください。

患者一人ひとりが安心して受けられる治療を提供

東手城医院

得意分野
耳鼻科全般

平木 信明 院長

🏠 福山市東手城町1-3-11
☎ **084-983-3341**

🕐 診療時間：9:00～12:00／15:00～18:00
🈳 休 診 日：木・土曜午後、日曜、祝日
🚗 駐 車 場：250台（ヘルスケアモール内）
👥 スタッフ：医師2人（ほか非常勤3人）、看護師3人、看護助手
　　　　　　3人、受付事務5人
📋 実　　　績：患者数／16,615人（2023年1～6月）

福岡県北九州市出身。1999年産業医科大学医学部卒業。産業医科
大学助教、北九州市立八幡病院、和歌山医科大学耳鼻咽喉科、九州
労災病院、浜松労災病院、熊本労災病院を経て、2011年2月東手
城医院院長、2014年4月医療法人徹慈会副理事長就任。

●根拠のある診療に注力

　同市沖野上町にある堀病院（本院）のサテライトクリニックとして、子どもから高齢者まで、地域の人々が安心して受診できるような地域医療に尽力している。

　耳鼻咽喉科の診療範囲は、耳・鼻・咽喉。これらは患部が外から見えない部位であることから、患者自身が病状を理解しづらいという特徴がある。そのため、同院ではX線や電子ファイバースコープなどで観察した画像や聴力検査の所見を、モニターで患者と一緒に確認することにより、病気の理解をできるだけ深めてもらえるよう心がけている。十分な説明に加え、耳鼻咽喉科では珍しく実際にモニターで患部を見ながら確認する。見えない部分を見てもらうことで患者の理解と納得を深め、常に「治療根拠のある診療」の提供を目指している。

　さらに、2人の医師で診療する二診体制をベースにすることで、よ

りきめ細かく充実した診療を可能にしているのも特徴だ。

●最新の機器を取り揃えて充実した診療に寄与

　同院があるのは、さまざまな診療科のクリニックやジム施設などを備えた東手城ヘルスケアモール内だ。「せっかくの良い立地を生かして、ヘルスケアモール内でも連携を図りながら、市民の健康づくりに取り組んでいきたい」と平木院長は語る。

　患者が真に安心できる最適な診療を目指しているため、できるだけ最新の情報を入手しつつ、最新の機器を取り揃えるように心がけている。たとえば従来はしっかりと採血をして検査していたアレルギー検査については、指先から少量の血液をとるだけで、痛みを伴わずに、ほとんどのアレルギー反応がわかる検査が可能となっている。

　また、診療が終わった後の会計に時間がかかってしまうという課題を解決するため、自動の会計機を導入することで、患者の待ち時間を短く、ストレスなく帰宅できるような仕組みを整えている。診療後はカルテをもとに自動で会計計算が行われ、モニターに会計IDが表示される。すぐに会計を終わらせることができると好評だ。

　なんでも相談できる地域のかかりつけ医として、必要な検査や治療をしっかり行うのはもちろん、一方で通院が不必要に長引かないように配慮している。また、緊急を要する入院治療や手術などが必要な場合は、本院である堀病院と密に連携を図りながらスムーズに対応する体制が整っている。

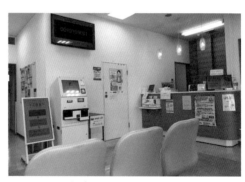

会計用のモニターが設置された待合室

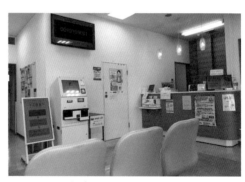

百歳まで
元気に
過ごすために

嗅覚や味覚とともに、聴覚の異常はQOL（生活の質）にダイレクトにかかわってきます。QOLを保つためにも、耳・鼻・咽喉に異変を感じたらぜひすぐに受診してください。

形成外科を中心に、体表面のさまざまな異常にアプローチ

東手城クリニック

得意分野
一般皮膚科診療、皮膚外科、眼瞼下垂、あざの治療

岩嵜 大輔 院長

🏠 福山市東手城町1-3-11
☎ **084-940-1180**

🕐 診療時間：9:00〜12:00／15:00〜18:00
　　　　　　（※月曜は16:00〜18:00）
🚫 休 診 日：木・土曜午後、日曜、祝日
🚗 駐 車 場：250台（ヘルスケアモール内）
👥 スタッフ：医師3人（うち非常勤2人）、看護師4人、受付事務4人
💉 実　　　績：来院者数／13,395人（2022年1〜12月）

2005年北海道大学医学部卒業。2017年北海道大学大学院医学研究院博士課程修了、医学博士号を取得。2017年より青森新都市病院の形成外科科長を経て、2020年7月より現職。日本形成外科学会認定形成外科専門医、医学博士。

●皮膚科と形成外科の両輪から皮膚の異常へアプローチ

　同院は、医療法人 徹慈会・堀病院のサテライトクリニックとして2020年7月に開業。内科、耳鼻咽喉科など他の診療科クリニックやジム、保育所、デイサービスなどが入居する福山市の東手城ヘルスケアモール内にある。

　同院の岩嵜院長は形成外科の専門医として、皮膚科の医師と連携しながら診療・治療を行っており、体の表面上に現れた皮膚のトラブルに対して、皮膚科と形成外科の両方の視点を組み合わせた最適な治療を提案している。地域を見渡せば、備後地域において皮膚科と形成外科を兼ね備えているクリニックは少ない。東手城クリニックではこれらの体制により、患者のさまざまな悩み・症状への幅広いアプローチを可能にしている。具体的には、生後3か月ほどからの子ども・大人のあざへのレーザー治療、顔面外傷や外傷後の傷跡の治療、やけど、

じんましん、にきび、アトピー性皮膚炎、眼瞼下垂など目の周囲の形成外科治療、腫瘍や巻爪などの皮膚外科に対応。ほかにも自由診療として、脱毛、ハイフ（高密度型焦点式超音波）によるたるみ改善、レーザートーニングによるしみ・くすみ改善、エレクトロポレーション（電気穿孔法）による美肌治療といった美容医療も行っている。対応機器は今後も拡充予定だ。

●他院との密な連携体制で 患者の負担がより軽くなるよう配慮

　同院の特徴として、堀病院や同医療法人内での密な連携体制が挙げられる。東手城クリニックでも日帰り手術を行う環境は整っているが、眼瞼下垂症の治療や大きな腫瘍の切除など、全身麻酔や入院が必要となるような手術の場合は、病床のある堀病院がスムーズに患者の受け入れを行っている。また皮膚科・形成外科には耳鼻科や眼科などと治療領域の重なる疾患も多いため、同医療法人の他のクリニックや、ヘルスケアモール内の施設とも連携。地域医療への貢献を深めている。患者の受診の負担を減らすためにも、できるだけ迅速に通院が完了するように配慮している。院内に自動精算機を備えていることもあり、診療後の会計は待ち時間が少なくすむよう工夫されている。

　目指す診療について、「機能面はもちろん、整容面（より美しく整った見た目）を両立した治療を行うことで、多くの患者さんのQOL(生活の質)の向上に寄与していきたい」と岩嵜院長。内科的・外科的、両方のアプローチが可能というクリニックの特徴を生かし、気軽に相談できるような、患者に寄り添った診療を大切にしている。

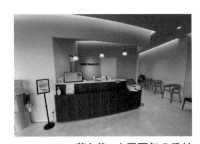

落ち着いた雰囲気の受付

百歳まで
元気に
過ごすために

一般的な皮膚の疾患だけでなく、皮膚科・形成外科として体表面に現れた異常にしっかり対応していきます。何か小さなものでも、異常を発見したら気兼ねなく受診してください。

噛み合わせから体の健康をつくる独自のメソッドが好評

日野歯科医院

得意分野
歯周病、噛み合わせ、審美歯科、インプラント

日野 泰志 院長

🏠 福山市西町2-14-7
☎ 084-927-1811

🕐 診療時間：9:00〜12:30／14:00〜18:00
（予約制、初診・急患は随時）
🈂 休 診 日：土曜午後、日曜、祝日
🚗 駐 車 場：6台
👥 スタッフ：医師1人、歯科衛生士2人、受付1人
🕐 主な機器：鼻高圧蒸気滅菌器、高圧蒸気滅菌器（ハンドピース用）、CT、デジタルX線、歯科用ポータブル診療ユニット

●口腔全体を時間をかけて丁寧に治療

　同院は1993年の開業以来、地域に根ざした歯科医院として診療を続けている。JR福山駅から西へ約600メートルという中心市街地にほど近い立地で、駐車場も6台分用意されており、通院のしやすい歯科医院である。

　日野院長は福山市出身。北九州市で勤務医を経験後、独立開業した。「2023年で開業30年を迎えました。地域の人の役に立ちたくて歯科医になりましたが、30年も地域に貢献できたのはうれしいです」と話す。院長は訪れた患者の悩みに対し、真摯に、そして一生懸命に取り組んでいくことを信条とする。

　同院では、治療方針として「最小の治療で最大の効果」を掲げている。これは「医療は誰にでも受けられるものであってほしい」という思いからのもので、医療の原点だと考える。可能な限り保険診療で治療を行っており、治療全体の95％以上が保険診療となっている。

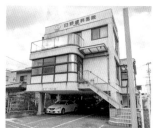

外観

また治療では局部を治すだけでなく、口腔（こうくう）全体の問題を解決する包括歯科診療を心がける。場合によっては１年程度、しっかりとした期間をとって治療を行う。

診療室は２階にあるが、高齢や足の不自由な患者も通院しやすくするために、新たに１階にバリアフリーの診療室を新設した。「長年通院していただいている患者さんの中には、ご高齢になり２階に上がるのがつらくなったという方も。そこで１階に診療室を設けました」と院長は語る。

歯の健康相談も実施しており、第３水曜日には歯周病教室を開催するなど、健康な歯をつくること、歯周病予防の重要さの周知に力を入れている。

●歯周病は治療後の定期メンテナンスが重要

院長は、日本歯周病学会認定の歯周病専門医。実績や知識が豊富で、患者からの信頼も厚く、独自の治療法などにも定評がある。

歯周病は、歯周病原細菌が歯周ポケット（歯と歯茎の隙間）に入ることで炎症が発生し、歯周組織を破壊する。「腫（は）れたりして痛みを感じたときには、すでに病状が進んでおり、歯が抜けたり抜歯が必要だったりすることも多いです」と院長。

歯周病は、万病の元といわれており、糖尿病や動脈硬化（どうみゃくこうか）、脳梗塞（のうこうそく）、心筋梗塞、誤嚥性肺炎（ごえんせいはいえん）、早産、低体重児出産など、その影響は多岐にわたり、歯周病予防は、健康の第一歩といえる。予防には、日々の口腔内のセルフケアが大切。毎日の歯磨きなど、プラークコントロールがポイントになる。

また「歯周病の治療後に健康な状態を維持するには、再発させないことが大切。そのためには、定期的な歯のメンテナンスが重要です」と院長。同院の患者は長年にわたり通い続けている人が多いが、なかには転勤等で他県に引っ越しても、足を運ぶ患者もいるという。

院長が考える治療のゴールは、咀嚼（そしゃく）（食べること）で困らないこと。重

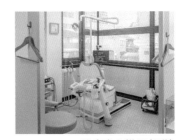

診療室の様子（2階）

度の歯周病で骨の再生が難しい場合でも、その進行を止めることは可能だという。院長は「15年間同じ状態をコントロールできている例や、9年かけて骨が回復した例もありました。私たちと共にゴールを目指してがんばりましょう」と語る。

●独自のメソッドを取り入れた治療が特徴

同院では院長が考案した「顎口腔リラクゼーションメソッド」を取り入れた歯周病治療を行っており、「力のコントロール」を重視した治療法で噛み合わせを治すことにより、歯の疾患から肩こり・頭痛まで改善する。

院長は「長年治療を行ってきたなかで、噛んだときに力を入れすぎている〝咬み込み〟の状態の患者さんが非常に多いということに気づきました。その結果、考え至ったのが顎口腔リラクゼーションメソッドです。咬み込みを正常な力の状態に戻す〝力のコントロール〟を目指します」と語る。

顎口腔リラクゼーションメソッドによる治療では、口にスタビリゼーションスプリントを装着。電子メトロノームの定間隔音に合わせ、顎運動の訓練とスプリントの調整を行い、咬合を調整していく。歯周病の場合だと、ガイドラインに基づいた歯周病の基本治療と並行して、同メソッドによる咬合調整を行っていく。18年間で、同メソッドによる治療を約800人が体験。「骨が再生した」という患者もいる。

「長年、噛み合わせの力のコントロールに一生懸命取り組んできました。術後、患者さんからは『口が軽くなった』『噛み合わせがきれいになった』『口が自然な感じになった』『どこでも食べ物が食べられる』といった感想を多くいただいています」と院長は話す。

顎口腔リラクゼーションメソッドの概要・症例などを伝えるため、院長は各地で歯科医向けの講演活動も積極的に行う。「顎口腔リラクゼーションを獲得・維持することは、顎口腔系を健康に保つために大変重要なことです」

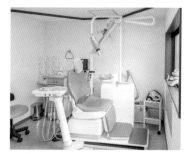

1階にあるバリアフリー対応の診療室

日野 泰志 院長
（ひの・やすし）

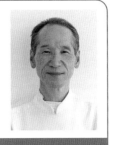

PROFILE

経 歴・資 格	1962年福山市生まれ。1989年九州歯科大学卒業後、勤務医（北九州市）を経験。1993年に日野歯科医院を開院。日本歯周病学会認定歯周病専門医。
趣 味	ランニング
モットー	患者の悩みに懸命に取り組む

●院長の横顔

　医師という職業を選んだのは、人のためになる仕事、世の中の役に立つ仕事をしたいと考えたから。小さな頃から細かな作業が得意だったので、手先の器用さが必要な歯科の道へ進んだ。

　実際に歯科医として働き、やはり歯科医は自分に向いていると感じている。開業して30年。長く通院している患者もおり、地域の役に立てていることを感慨深く思っている。

●院長からのメッセージ / 百歳まで元気に過ごすために

　歯は体の中で最も硬い組織からできており、自然治癒することはほとんどありません。早い段階で適切な治療を行い、元の状態に戻す必要があります。患者さん自身が意識を変えて、歯のメンテナンスをしっかりと行うことが大切です。

　約30年にわたる歯科医師としての経験から、歯の数が多いご年配の方、歯が健康なご年配の方は体が健康で元気な傾向があると感じています。長生きするには、歯の定期的なメンテナンスをし、丈夫な歯を維持することが重要です。

　近年、高齢者の残存歯数とその方々のすべての病院でかかった医療費の関係が多く報告されており、残存歯が多いほうが医療費がかかっていない、言い換えれば病院にかかることが少なく健康であるといえます。

　自分の歯でしっかり噛め、話せる、そんな百歳まで元気に過ごすために、我々歯科従事者も健康な歯を残せるよう患者さんと共に努力していきます。

耳鼻咽喉科・頭頸部外科・眼科・形成外科の高度な治療が同時に可能

堀病院

得意分野
内視鏡下副鼻腔手術、
鼓室形成手術

宇髙 毅 院長

🏠 福山市沖野上町3-4-13
☎ 084-926-3387

🕐 診療時間：8:30〜12:00／15:00〜18:00

🈳 休 診 日：耳鼻咽喉科・頭頸部外科:土曜午後、日曜、祝日
眼科:土曜午後、日曜、祝日
内科:木曜午後、土曜
形成外科:(火曜のみ診察)

🚗 駐 車 場：87台

👥 スタッフ：医師23人（常勤6人、非常勤17人）、看護師38人、薬剤師3人、臨床
工学技士8人、言語聴覚士4人、臨床検査技師1人、視能訓練士2人、
看護助手3人、管理栄養士2人、事務26人

💉 実　　績：耳鼻咽喉科・頭頸部外科:鼓室形成術／62件(うち内視鏡30件)、鼻内
副鼻腔手術(内視鏡下)／554件、下鼻甲介切除術・鼻甲介切除術／
702件、口蓋扁桃手術／16件、声帯ポリープ切除術(喉頭鏡)／11件
など、眼科:硝子体茎顕微鏡下離断術／20件、水晶体再建術(眼内レン
ズ挿入)／470件ほか(2023年1〜12月)

●高度なレベルの手術に対応する専門病院

　同院は、耳鼻咽喉科・頭頸部外科・眼科・内科・形成外科を併設している。特に、国内では珍しい感覚器診療と呼吸器診療に特化しており、耳鼻咽喉科と眼科の高度な治療が行える、全国で数少ない専門病院として定評がある。宇髙院長は耳鼻咽喉科を担当し、一般外来だけでなく、入院を伴う手術まで幅広い治療を提供している。年間総手術件数は1,600件を超え、中耳炎、蓄膿症、白内障などの各科単独の手術はもちろん、眼窩骨折や鼻涙管閉塞などの耳鼻咽喉科・眼科の境界領域の手術まで高いレベルで幅広く対応できるのが特徴だ。同院のある福山市をはじめ、尾道市、三原市、岡山県西部といった近郊地域はもちろん、広島市や愛媛県、山口県から通院する患者も少なくないのだという。

また、医療機器の専門医療職である臨床工学技士、聴覚障害などによる言葉の聴こえに問題を抱える患者を支援する言語聴覚士を新たに増員し、専門医療職同士の連携を深めることによって、より良い診療体制を整えている。

●最適な医療の提供を目指し、院内の DX 化を積極的に推進

院長が特に重きを置いているのは、「診察技術の向上」および「院内の滞在時間を短くすること」だ。特に院内滞在時間の長さは現医療環境において大きな課題で、病院に行くと時間がかかることから通院がおっくうになり治療の遅れの原因になることがしばしば。そのため、同院をはじめ、系列のサテライトクリニックでは受付から会計までのシステム効率化を図り、病院の滞在時間を可能な限り短縮。診療のインターネット予約が簡単にできるアプリを独自開発し、スマホをかざすだけで（診察券不要で）受付が完了するシステムや、LINE を使った予約システム、自動精算機を導入するなど、院内の DX 化を積極的に推し進めている。診察後に会計を待たずに帰宅できる「医療費後払いシステム（有料）」を中四国地方で最初に導入したのも、同院の功績だ。

院長のモットーは、「最新・最適の医療を迅速かつ安全に提供する」。実際、常に新しい情報をキャッチするため積極的に学会に参加し、最新の医療技術・医療機器を取り入れることを心がけている。

院長は耳鼻咽喉科の診療機器に関して、「全国の総合病院以上の機器を備えている」と自負している。外科手術用内視鏡システムをはじめ、近年では、AR（拡張現実）技術を用いて手術機器の挿入方向をモニターに表示できる「手術用ナビゲーションユニット」を導入。これにより、耳鼻咽喉科手術のさらなる繊細な手術動作が可能となった。

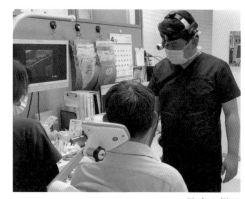

診療の様子

「地方の開業医は狭い世界に閉じこもりがちで、最新の医療から離れていく傾向にあります。しかし、それは当院を頼りにしていただいた患者さんに対して失礼なこと。可能な限り、あらゆる手段を使ってゴール（治癒）を目指した治療を行っていきます」と院長は話す。

●幅広いニーズに対応し、地域医療に尽力

同医療法人では、地域医療に一層の力を注いでいる。2011年2月に東手城医院（耳鼻咽喉科・アレルギー科）、2020年7月には東手城クリニック（形成外科・皮膚科）、2022年7月には春日クリニック（整形外科・リハビリテーション科）、2023年8月には東手城にこにこ接骨院を福山市内に開設。診療科をまたぐ境界領域や、入院が必要な手術への連携を図り、あらゆる医療ニーズに対応している。また堀病院内には2015年4月に眼科、2023年4月にめまいセンターを開設し、循環器内科、脳神経内科、脳神経外科、精神科、整形外科などの周辺科と協力体制をしいている。広島県だけでなく県外からのめまい患者も引き受け、赤外線フレンツェル眼鏡、電気眼振図、重心動揺計など一般的な前庭機能検査から、前庭誘発筋電位（VEMP）、vHIT検査、MRIなど最新の検査にまで対応している。

備後地域にとどまらず、全国の医師と協力しながら治療を進めていくのが同院の特徴だ。「少人数の病院では、時間の経過とともに技術向上が滞りがちになる可能性があります。ですから、常に外部の医師たちと互いを刺激し合うことで、医療技術の向上に努めています」

＊DX化／DXはデジタル・トランスフォーメーションの略。デジタル技術によって社会や生活を変えること

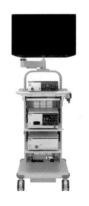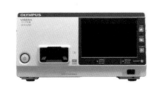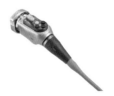

外科手術用内視鏡システム
（画像提供：オリンパスマーケティング株式会社）

宇髙 毅 院長
（うだか・つよし）

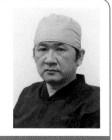

PROFILE

経　　歴 資・格	愛媛県今治市出身。1996年産業医科大学医学部卒業。産業医科大学助教、九州労災病院耳鼻咽喉科部長、熊本労災病院耳鼻咽喉科部長を経て、2010年10月同院赴任。2011年4月院長・理事長就任。得意分野は慢性中耳炎、慢性副鼻腔炎（蓄膿症）、アレルギー性鼻炎に対する手術治療。2022年6月福山市医師会理事就任。日本耳鼻咽喉科頭頸部外科学会認定耳鼻咽喉科専門医、産業医科大学産業医学ディプロマ。

モットー	最新・最適の医療を、迅速かつ安全に提供する

●院長の横顔

　子供の頃から大きな建築物に興味があり「橋を造ったり、トンネルを掘ったりする仕事に就きたいな」と思っていた。あるとき、橋やトンネルを造る人の健康管理も重要な仕事だと気づき、働く人を支える医師（産業医）をめざすことに。

　耳鼻咽喉科を選んだのは、内科的・外科的要素の両方があり、メリハリがあるから。全く縁のない福山という土地に来て、2011年に同院を継承。当初は患者の紹介もほとんどなかったが、地域医療に貢献したいとの思いからさまざまな活動に参加。現在では、耳鼻咽喉科・眼科を合わせて年間1,000件以上の紹介を受けるまでになった。（※2023年紹介件数：耳鼻咽喉科／899件）

●院長からのメッセージ／百歳まで元気に過ごすために

　百歳まで元気に過ごすためには、まず日々の生活習慣が重要です。たばこや過度のアルコールは避けて、バランスのとれた食事を心がけ、適度な運動を継続しましょう。睡眠も十分にとり、ストレスを適切に管理することが大切です。また、季節の変わり目には体調を崩しやすいので、気温や湿度に注意し、適切な衣服を選ぶようにしましょう。

　聴力や喉の健康は、コミュニケーションや生活の質に直結します。定期的な健康診断を受けることで、体の変化に気づき、疾患の早期発見・早期治療につなげていくことが大切です。

高度な先進医療を導入するとともに、温かみのある眼科医療に尽力

みはら眼科

得意分野
白内障、緑内障、網膜硝子体、
屈折矯正、涙道閉塞、円錐角膜

三原 研一　理事長

福山市神辺町新徳田
2-309

☎ 084-960-5525

🕐 診療時間：9:00〜12:00／14:00〜18:00
🏥 休 診 日：木・土曜午後、日曜、祝日
🚗 駐 車 場：70台
👥 スタッフ：医師10人（うち非常勤6人）、看護師5人、視能訓練士
　　　　　　5人、臨床検査技師2人、臨床工学技士2人、一般職15人、事務2人
💉 実　　　績：白内障手術（日帰り）／1,871件（内、多焦点眼内レンズ手術89件）、
　　　　　　硝子体手術／122件、緑内障手術／52件、網膜光凝固術／508件な
　　　　　　ど（2022年1〜12月）

●最新設備の導入を図り、
　高度な治療で患者の要望に対応

　「高度で温かい眼科医療を地域の皆様に提供する」という理念のもと、2001年に開業した同院。三原理事長は目の専門医として、白内障、緑内障、網膜硝子体（もうまくしょうしたい）、屈折矯正、円錐角膜（えんすいかくまく）などの治療や手術を得意としており、また近年は学童期からの近視抑制治療にも力を入れている。

　同院は2011年、多焦点眼内レンズを用いた白内障手術において、福山地域初の先進医療施設に認定された。国内でもまだ少ない最新医療設備の導入を図るほか、近隣で対応しているクリニックの少ない円錐角膜の治療（角膜クロスリンキングやICRS〈角膜内リング〉など）にも対応。各医師が、それぞれの専門領域で研さんを重ね続けているからこそ、年々進歩していく眼科医療にも対応できる。

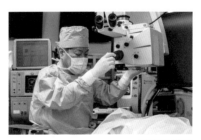

手術の様子

患者と近い距離にあり、小回りの利くクリニックである特徴を生かしつつ、「少しでもより良い視機能を残したい」と追求した結果、ここまでの治療体制が実現しているのだと、理事長は話す。

●アイフレイル対策を意識した 人生100年時代の眼科治療

「見える」という視機能は生きていくうえで非常に大切な要素であり、今後の超高齢化社会において高齢者が自立して生活していくためにも重要であることは間違いない。視機能の衰えは転倒の大きな原因にもなり、転倒による骨折などから要介護の状態につながることもあり得る。また視覚からの刺激は脳の機能にも関連することから、感覚器の衰退・遮断が認知症の悪化などにもつながると考えている。「80歳まで視力が残っていれば良い」という時代は過ぎ、今は90歳、100歳となるべく良い視機能を持続させられるような取り組みや、早めの対策が必要とされている。

このように加齢による目の機能の衰えに、合併症をはじめとしたさまざまな外的要因が加わることを「アイフレイル」といい、100歳まで視機能を維持させるために、定期検診による予防から早期発見・早期治療などを意識することはアイフレイル対策と呼ばれている。「これからの社会においては患者自身、そしてご家族の方もこのアイフレイル対策をしっかり考えていく必要がある」と理事長。

緑内障は放っておけば失明を引き起こす原因となり、治療をすれば治るというものではない。点眼加療によって眼圧を調整し、コントロールができなくなってきた場合に手術加療の段階に移る。緑内障に限らず、状態の悪化をゆるやかにしたり失明防止の治療を行うなど、早めの対策によって100歳まで視力を保ち、健康を維持し続けることが大切なのだという。患者の要求も多様化している中、医師の治療次第で患者の人生が左右される責任を重く受け止める一方で、逆に「眼科医療従事者の誇りでもあります」と理事長は話す。

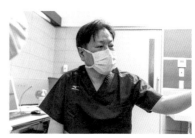

診療風景

●より良い視機能を維持するため、治療や体制作りを追求

開院当初より手術治療にも重きを置き、理事長が主体で担当。白内障手術だけでなく、硝子体手術、緑内障手術、眼瞼手術、涙道手術など、患者のニーズに応じたさまざまな手術に対応する。

手術が決まると、外来治療のスタッフチームが再度専門的な診察を行う。治療は医療者だけが一方的に行うものではなく、患者との共同作業との考えのもと、納得がいくまで患者と密にコミュニケーションをとって「手術において何が大切か」という目標の共有認識をもつよう心がけている。患者の声に丁寧に耳を傾け、治療方針については「自分の家族に行う」つもりで最善の治療を決定するよう意識しているという。院内に入院設備も備えるが、ほとんどの治療（手術）は日帰りが中心で、長期の入院治療などに関しては他院との連携も行っている。

スタッフ全員の眼科知識の修得を目指して、勉強会やミーティングを開催し、総合的な技量向上に力を入れている。また理事長自身も積極的に学会・講演会での発表を行うことによって研さんを積み、治療に生かしている。

2017年1月には、同院と同じ福山市内に白内障治療を主体としたみなみざおうクリニックを開設し、交通アクセスなどの利便性に寄与。さらに2023年6月には東京都品川区に、はたのだいアイクリニックを開設。

2020年の新型コロナウイルス感染症拡大以降、医療業界全体の閉塞感は否めなかったが、ITやAI技術が発展したことは数少ない利点だった。離れた場所にいてもカルテが確認できる、リアルタイムで手術映像が確認できる、症例の相談がしやすいなど、新しい技術を最大限運営体制に生かす姿勢だ。

各院間ではオンラインツールも積極的に活用し、情報共有や勉強会、ミーティングを随時行っている。都心と地方の良いところを掛け合わせて多様な情報を取り入れることで、ひいては日本の医療が総合的に発展していくことを目指している。

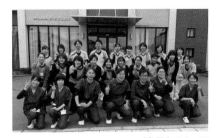

院長とスタッフ

三原 研一 理事長
（みはら・けんいち）

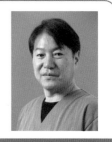

PROFILE

経　歴 資　格	1967年広島県神石高原町生まれ。1992年高知医科大学卒業、岡山大学眼科入局。川崎医科大学附属川崎病院副医長などを経て、2001年12月みはら眼科開院。2017年1月みはら眼科みなみざおうクリニック開院。2023年6月みはら眼科はたのだいアイクリニックを東京都品川区に開院。日本眼科学会認定眼科専門医。
モットー	一期一会。患者だけでなくスタッフ、医師、かかわるすべての人との一期一会を大切にしている。

●理事長の横顔

　外科開業医だった父の背中を見つめながら育ってきた三原理事長。そんな環境で育ったこともあり、幼少期より医師の道を志そうとしたのは自然なことだったと微笑む。眼科に進んだのは、尊敬する眼科医の先生がいたから。ほかにも、自身が近視・乱視に悩まされていたというバックグラウンドもあった。手術をした患者からの感謝や労いの言葉に励まされ、超高齢化社会における眼科診療に対して、あきらめずに挑戦を続けている。

●理事長からのメッセージ／百歳まで元気に過ごすために

　社会はまもなく「人生100年時代」に突入しようとしています。歳を重ねても有意義な毎日を過ごすためには、より良い視機能を維持していくことが大切だと考えています。眼科治療は日々技術発展が進んではいるものの、現在においても治癒困難な疾患はあります。そうした疾患に関しても、嘆くのではなく上手に付き合っていけるような考え方を実践し、患者さんに寄り添った治療に尽力していきます。

　また、元々日本人は近視になりやすい傾向にあり、近年のIT等の発達に伴い学童期から近視が進行しやすいです。

　近視も強度になると将来的にさまざまな眼疾患の原因となることもあり、眼科的には、「人生100年時代」を迎えるにあたって、学童期から目の健康に留意すべきであると実感しています。

　このように視機能の低下を早い段階で抑えることで、長い人生、脳にも良い刺激を受けながら、元気に暮らしてほしいというのが私たちの願いです。少しでも目に異常を感じたら、早めに信頼できる眼科を受診してください。

豊富な実績を積み重ねた矯正歯科治療のスペシャリスト

渡辺矯正歯科

得意分野
歯並び、嚙み合わせ、
顎変形症、顎関節症

渡辺 八十夫 院長

福山市延広町1-25 明治
安田生命福山駅前ビル5F
☎ **084-926-3200**

🕐 診療時間：13:00～19:00 ※土・日曜は10:00～19:00
🏥 休 診 日：水曜、祝日
🚗 駐 車 場：契約駐車場（30分無料サービス券発行）
👥 スタッフ：歯科医師2人（うち非常勤1人）、歯科衛生士4人、
　　　　　　歯科技工士1人、受付1人
💉 主な治療：指定自立支援医療機関（厚労省指定疾患の矯正治療への保険適用）、
　　　　　　顎変形症指定医療機関（顎変形症の矯正治療への保険適用）、インプ
　　　　　　ラント矯正（30年以上の経験）

広島大学歯学部卒業。広島大学歯学部歯科矯正学講座助教。1989
年歯学博士（広島大学）。国内外の学会での発表や学術誌への執筆
も多数。

●適切な治療で、さまざまな種類の不正咬合を改善

　インプラント矯正の先駆者である渡辺院長が、科学的根拠に基づい
た適切な治療を行う矯正歯科専門医院。豊富な経験と確かな技術をも
とに、患者の希望を丁寧にヒアリングし、歯並びや嚙（か）み合わせの悩み
を解決する。歯が凸凹に並んでいる「叢生歯列（そうせいしれつ）（乱ぐい歯）」、上顎の
前歯が前に出ている「上顎前突（じょうがくぜんとつ）（出っ歯）」、下の前歯が上の前歯より
前に出ている「下顎前突（かがく）（受け口）」、咬んでも上下の前歯が咬み合わ
ない「開咬」など、さまざまな種類の不正咬合を改善。不正咬合の患
者は顎関節（がくかんせつ）に問題を抱えていることが多く、顎関節症の治療にも対応
している。厚生労働大臣が定める疾患に起因した咬合異常、顎変形症
に起因する不正咬合、前歯3歯以上の永久歯萌出不全に起因した咬合
異常の場合は、治療に保険が適用できる。
　きれいな歯並びにすることはもちろん、しっかりした嚙み合わせを

確立するために、顎関節の状態を詳しく分析して治療目標を設定するのも特徴。院長は「歯並びや噛み合わせを直して、バランスのよいきれいな口元を目指しましょう」と呼びかける。アンカースクリュー（矯正治療の固定源として使用されるチタン製の小さなネジ）を使用した最新の矯正治療では、顔立ちの改善も期待できるという。

●具体的な説明を行い、患者が納得する治療を提供

同院は、日本で最初にインプラント矯正を開始した医院の1つ。抜歯による治療を避けるために、適切な治療開始時期を見極め、専門医院ならではの矯正装置を使用している。院長が大切にしているのが、インフォームドコンセント（説明と同意）だ。口腔内スキャナーなどを使用して症状を理解してもらい、院長自らが蓄積した豊富なデータや治療例を提示し、具体的な治療法を説明して、患者に納得してもらえるよう心がけている。治療期間や治療方針を提示すると、想像より厳しいと感じる人もいるそうだが、歯科矯正は決して簡単なものではない。

「矯正歯科治療は専門性の高い分野なので、きちんと教育を受け、多くの経験を積んだ矯正歯科専門医院を受診することをお勧めします。料金が安い、治療期間が短い、医師が優しい、家から近いなどの理由だけで選んではいけません。最近は、噛み合わせの本質を理解していない歯科医師による、とりあえず歯を削ったり、歯並びを広げたりして見た目だけを良くする矯正治療が見受けられます。良い歯科医院かどうかを見極めるのは非常に難しいですが、治療のメリット・デメリットをよく確認することが重要です」と注意喚起を促す。

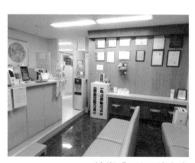

清潔感のある待合室

百歳まで元気に過ごすために　歯の噛み合わせが悪いと、噛む筋肉が異常に活動して、偏頭痛や肩こりなどが引き起こされ、体に悪影響を及ぼします。顎の位置を正常に戻すことが、全身の健康につながります。信頼できる歯科医院を見つけ、できる限り自分の歯を残しましょう。

長く健康でいるための包括的歯科治療を行うスペシャリスト

渡辺歯科医院

得意分野
歯周病、口腔外科、インプラント治療、審美修復

渡辺 禎之 院長

🏠 福山市沼隈町草深1870-6
☎ **084-987-3888**

🕐 診療時間：8:30～12:30／14:00～18:00
🈺 休 診 日：木・土曜午後、日曜・祝日
🚗 駐 車 場：13台
👥 スタッフ：医師4人（うち非常勤2人）、歯科衛生士10人、
　　　　　　　歯科技工士1人、事務1人、受付1人
💉 実 　 績：一般患者数／約2万人（1981年3月～2023年8月）、インプラント治療
　　　　　　　患者数／約1,000人（1987年7月～2023年8月）、静脈内鎮静注射／
　　　　　　　約2,100件（2008年4月～2023年8月）

●かかりつけ医として利便性の高い診療体制を実現

　同院では、渡辺院長を中心に、娘の渡辺知恵、息子の禎久（日本歯科麻酔学会認定歯科麻酔専門医）、弟の八十夫と連携。手術前の周術期口腔管理、骨粗しょう症治療薬投与患者の口腔内の感染源の除去を行っている。病状によって来院が困難な場合には訪問診療にて対応するが、歯科は基本的に外科系であるため、診療室で行う治療が理想的だ。

　だからこそ、車いすで来院する患者のためにスロープや専用入口を、ストレッチャーで来院する患者のためにリフトを用意して、外来のハードルをできるだけ下げる設備を手厚く用意している。このように、在宅診療に頼らなくてよい、診療室での高精度の治療を集中できるような環境を

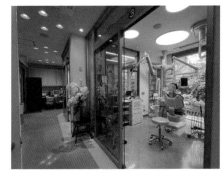

明るい陽光の入る完全個別の診療室

整えているのが同院の特徴だ。

「CT検査はもちろんのこと、より精度の高い治療を行うために、できるだけ環境の整った施設で診療を受けることが大切です」

●歯周病や虫歯を予防し健康維持を心がける

歯周病とは、歯を失う主要な疾患で、細菌感染が原因となる。近年の研究により、歯周病菌は血管の中に侵入し、全身にさまざまな疾患を引き起こすことが明らかになってきた。それにもかかわらず、歯周病は慢性の感染症であり、顕著な自覚症状がないことから、なかなか重要視されない状況が続いていた。

同院の歯周病治療では、炎症のコントロールとして感染源を除去するためのブラッシング指導、歯石除去、薬物療法、歯周外科などを行っている。歯周病で弱った歯周組織に対してさらにダメージを与えることになるのは、咬合力（かむ力）だ。咬合力は、力を少数歯に集中しないように歯列全体にうまく分散させることでコントロールできるため、咬合調整および欠損部を「ブリッジ」や義歯によって補綴し、場合によってはインプラント治療などを行うことで対応している。

治療後は、3か月に1回の頻度でメンテナンスを行う。「実はこのメンテナンスが一番大切。なぜなら我々は、怠惰に堕ちいりやすいからです」と渡辺院長は話す。

さらに炎症が消失することにより、「HbA1c（ヘモグロビンエーワンシー）の値が0.5前後低下するなど、歯周病治療とメンテナンスは糖尿病にも効果的」だと渡辺院長。院長自身が歯を大切にし、患者の模範となるようメンテナンスを心がけている。

また、歯周病で露出してしまった根面は、虫歯菌のターゲットとなるため、歯周病予防と虫歯予防には深い関係がある。「人間、ついつい甘い食べ物に手を伸ばしてしまいがちですが、砂糖依存症は虫歯のみならず、

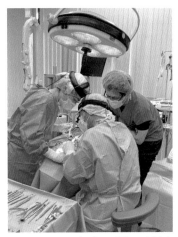

幅広い手術にも対応

全身の病気の温床となります。制限することはもちろん、摂食後の歯磨きは必要不可欠です」。同院では、フッ化物で洗口し、耐酸性を向上させることで、虫歯予防を行っている。

●総義歯の難症例にも、柔軟かつ専門的に対応

食事や会話の際、義歯が脱落して困っているという患者には、「インプラント支持義歯」の検討を勧めている。2〜4本のインプラントを顎に植立してアタッチメントを取り付け、これに当てはまるパーツを義歯に取り付けることで、小さく快適で、よく噛める義歯になるのだという。自分で取り外しができる構造なので、清掃が容易なのも特徴。介護が必要となったときにも、利便性が高い。手術後でも体に負担が少ない場合であれば、補助インプラントを使用することで直後から食事が可能となる。下顎に2本のインプラントを埋入することにより、自然に噛むことができる時代になってきているのだという。

同院では、噛み合わせについても専門的な治療とアドバイスを行う。例えば、噛み合わせの位置が顎関節の回転の中心と一致しない場合や前後左右で同時に接触しない場合に、強く当たる歯がしみる、歯にひびが入る、割れる、折れる、顎の筋肉や関節が痛むなどの症状が出ることが考えられる。このようなときに行うのが、咬合治療だ。

早期接触部を削合（削ること）することはもちろん、欠損部や虫歯に仮歯を入れて、患者のQOL（生活の質）を低下させないように配慮しながら、噛み合わせ、関節、筋肉が正常に機能するように調整を繰り返す。そして、健康が回復してきたのちに最終補綴を行う。

「口は健康の入り口です。繊維質が十分に含まれた食べ物をバランスよく摂取し、腸内フローラを整えることが健康につながっていきます。高齢になると腸の活動が鈍化し、繊維質不足が加わると便秘になります。かたく固まった便は、痔にもよくありません。食物の入口にも、出口にもやさしい生活を実践していただきたいです」

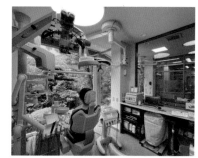

不安がやわらぐよう、ガラス張りの診療室からは日本庭園が見える

渡辺 禎之 院長
（わたなべ・よしゆき）

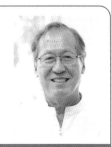

PROFILE

経　歴
資　格

1952年沼隈郡沼隈町（現福山市沼隈町）生まれ。1977年九州歯科大学卒業。広島大学歯学部口腔外科第一教室、JA尾道総合病院口腔外科を経て、1981年より現職。「歯科医は口の中の科学者・芸術家」と考え、精度の高い最新治療を目指す。日本歯周病学会認定歯周病専門医。

モットー　志あれば道あり

●院長の横顔

17歳で虫歯治療を受けた際、詰め物でつらい思いをした経験から、「虫歯は二度とつくらない」と心に誓ったという渡辺院長。以来、自身の口腔状態を健康のまま維持するため、新幹線での移動中など、どんなタイミングであっても、食事後の歯磨きは決して欠かすことがない。患者へも「食べたら磨く」と口を酸っぱくして伝えているため、常に患者の模範であることを心がけている。

●院長からのメッセージ

食事は楽しく、ある意味快楽です。「You are what you eat.」という英語のことわざがあり、直訳すると「あなたは、あなたの食べたものでできている」という意味になります。これを「生きることは食べること」と理解するのは曲解でしょうか。この句の単語を「You are what (how, when) you want (think, choose, believe, work)」のように変えると、まさに人生が語られているものとも感じるのです。

しかし極論、不幸にも歯を失ったとしても、悲観することはありません。義歯は進化し、審美的にも機能的にも満足のいくインプラントが普及してきました。

とはいえ、歯科の担当部位は三叉神経の支配領域なので、困難な一面も。三叉神経は食物を捕食するための神経であり、鋭敏な知覚神経です。これに適合させるためには極めて高い治療精度が要求されます。

哲学者の内村鑑三は軽井沢に滞在中、激しい歯痛に襲われました。そこで訪れた歯科医院で治療を受け一瞬で痛みが消失した際「Dentistry is work of love（歯科医療は愛の技だ）」と讃えたことは歯科界では有名な話であり、歯科医としての励みにもなっています。患者さんに賞賛していただけるよう、私も日々研鑽努力したいです。

一生涯、自分の歯で食事をし、笑顔でいられるようサポート

小西歯科小児歯科医院

得意分野
歯周病、歯内療法、小児歯科、むし歯治療、口腔外科

小西 昭弘 院長　小西 有希子 小児歯科専門医

🏠 府中市府中町93-10
☎ 0847-41-2900

🕐 診療時間：9:00～12:30／14:30～18:30
　　　　　　※土曜午後は17:00まで

🈳 休 診 日：一般歯科／土曜午後、日曜、祝日
　　　　　　小児歯科／火曜午後、木曜、日曜、祝日

🚗 駐 車 場：10台

👥 スタッフ：歯科医師2人、歯科衛生士5人、歯科助手5人、歯科技工士1人

💉 実　　績：歯周組織再生療法／約20件、小児咬合誘導／約30件（2023年1～12月）

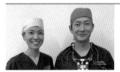

小西 昭弘　1982年府中市生まれ。2007年日本大学歯学部卒業。2012年広島大学大学院修了（歯内、歯周病専攻）、2014年広島大学特任助教。2016年より同院。2019年より現職。歯学博士。日本歯周病学会認定医。

小西 有希子　1982年埼玉県生まれ。2007年日本大学歯学部卒業。2012年広島大学大学院修了（小児歯科学専攻）。2014年広島大学助教。2016年より現職。歯学博士。日本小児歯科学会認定小児歯科専門医。

●年齢やライフステージに応じた歯科医療を提供

　「患者さんの口腔内をトータルで健康な状態にし、その状態を一生涯維持することを目指す」を理念に掲げる歯科医院。一生涯、自分の歯で食事をし、笑顔でいられるように、赤ちゃんから高齢者までライフステージに応じた歯科医療を提供する。昭弘院長が一般歯科、有希子医師が小児歯科を担当しており、地域のホームドクターとして、家族みんなで安心して通院することができる。

　昭弘院長の得意分野は、歯周病や歯内療法（根管治療）。口腔内全体を診ることで、5年先・10年先も維持できる状態を目指して治療を行う。「根の治療や歯周病の治療は軽視されがちですが、将来的に歯を残すた

めの大切な基礎治療です。時間も回数もかかりますが、当院ではきっちりと治療を行います」と昭弘院長。歯周病は、成人の約80%がかかっているといわれ、50歳以上では抜歯の原因の第1位になっている病気。最近は全身疾患との関連が指摘されるようになり、歯周病を放置すれば、糖尿病や心臓病、肺炎などさまざまな病気にかかる可能性があることがデータで証明されている。

小児歯科は、個室へ保護者と一緒に入室し、丁寧な説明を行ってから治療にあたる。唾液検査でむし歯のリスクを検査し、口腔の状態を調べたうえで、疾患の原因についても検討。食生活や生活習慣などトータルに考えてアドバイスを行い、仕上げの歯磨きも親子一緒に指導している。「子どもの歯はむし歯になりやすいため、予防が大切です。定期健診で食生活や仕上げ磨きをチェックし、お子さんのお口の健康を一緒に守りましょう」と有希子医師は話す。

●根管への細菌感染を防ぐラバーダム防湿治療を導入

同院が大切にしているのは、患者としっかり対話し、検査結果や治療方法をきちんと伝えること。「自分の口の中に興味を持ち、現状と治療内容を正しく把握してもらいたい」との思いから、丁寧に説明を行い、検査結果は紙に印刷して渡すようにしている。

治療においては、口の中を立体的に撮影できる歯科用CTやマイクロスコープを使って正確に診断し、患者の歯が長持ちするよう最良の治療法を提案する。一般歯科、小児歯科ともに導入しているのが、ゴムのシートを患歯に装着して治療を行うラバーダム防湿治療。唾液と歯の接触をなくすことで、根管への細菌感染を防ぐ治療法だ。治りが早く、根管治療の成功率が上がるといわれているが、高い技術力が求められるため、備後エリアで導入している歯科医院は珍しい。

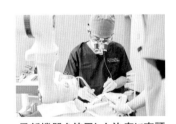

最新機器を使用した治療に定評

百歳まで
元気に
過ごすために

お口の中の健康が全身の健康への第一歩です。症状が出る前に定期的（できれば3か月ごと）に歯科医院でメンテナンスをし、一生涯ご自身の歯で過ごせるように一緒に頑張っていきましょう。

高血圧、心臓・血管の病気に精通した循環器内科の専門医

なかはまハートクリニック

得意分野
全ての心臓・血管疾患、
生活習慣病

中濱 一　理事長

🏠 府中市高木町658-1
☎ **0847-46-0810**

🕐 診療時間：9:00〜12:30／15:00〜17:30
　　　　　　（水・土曜は12:00まで）
🚫 休 診 日：水・土曜午後、日曜、祝日
🚗 駐 車 場：30台
👥 スタッフ：医師 1人、看護師 8人、生理検査技師 3人、事務員 7人
🔬 主な検査：循環器疾患の検査、心電図、運動負荷心電図、長時間心電図（24時間
　　　　　　〜2週間）、24時間血圧測定、血圧脈波検査、X線検査、睡眠時無呼
　　　　　　吸検査、超音波検査（心臓、頸動脈、下肢動静脈、腎動脈、腹部、甲状
　　　　　　腺）、血液・尿検査

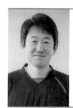

1963年三原市生まれ。1990年徳島大学医学部卒業後、岡山大学
病院、広島市民病院、公立雲南総合病院、福山市民病院循環器内科
統括科長などを経て、2013年岡山大学医学部医学科臨床教授就任。
2015年福山市民病院診療部次長就任（兼務）。2018年1月、なか
はまハートクリニックを開院。日本医師会認定産業医。

●高血圧、心臓・血管など
　循環器内科の経験豊富な専門医

　「大切な命にかかわりながら人の役に立てる仕事であり、やりがいの
ある仕事だと思った」のがきっかけで医師を志した中濱理事長。理事
長は、かつて福山市民病院の循環器内科統括科長として、心臓・血管・
高血圧などの患者の手術・治療を多数経験した。

　内科・循環器・高血圧の専門医として、2018年になかはまハートク
リニックを開院。可能な限り地域内で治療が完結できるよう、他の医
療機関と連携し、地域医療の質を高めるよう尽力している。

　また心臓・血管の疾患の発症原因となる、高血圧・糖尿病・脂質異常

症などの生活習慣病や睡眠時無呼吸症候群の治療にも力を入れている。

●わかりやすく思いやりを持った治療を提供

　同院のスタッフは地元出身者が多く、モットーは「思いやりの心で患者さんに接する」。患者にとって、身近に感じられるかかりつけ医として親しまれている。

　同院では、循環器の生理検査がすべて実施可能なのが特徴で、当日に結果がわかる検体検査が充実。また、運動をしながら計測する心電図、日常生活を送りながら計測できる心電図や血圧測定、睡眠時無呼吸検査、心臓・頸動脈（けいどうみゃく）・甲状腺・腎動脈（じん）・下肢動静脈（か し）・腹部超音波検査などの機器も充実している。さらにはパソコン上で、心臓の動きを実際に見ることができる。

　これらは理事長のポリシーに基づくもの。「患者さんに病状をわかりやすく説明し、十分納得していただいてから診療を進めていく」と理事長。「もし自分の家族ならばどうするか」を念頭に置いて診療にあたっているという。そのため同院は、患者に寄り添ったわかりやすい説明と、的確な診療に定評がある。

　また、手術や入院が必要な場合には専門病院へ紹介し、継続して共同診療を行っている。理事長は「専門医の経験を生かし、地域に貢献したい」と思いを語る。

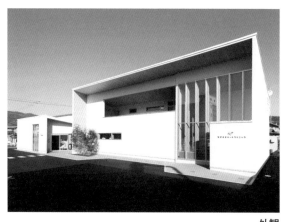

外観

百歳まで
元気に
過ごすために

心臓・血管疾患は寿命を縮める一番の要因といえます。ですから、発症予防が非常に重要。気になる症状があれば放っておかず、早めに来院して診療を受けることが大切です。

一人ひとりに寄り添った歯科診療で、患者を笑顔に

フジモト歯科

得意分野
予防歯科、入れ歯治療、訪問歯科診療、インプラント

藤本 俊介 院長

🏠 府中市中須町721-8
☎ **0847-52-3137**

🕐 診療時間：9:00〜12:30／14:30〜18:30
🈳 休 診 日：水・土曜午後、日曜、祝日
🚗 駐 車 場：4台
👥 スタッフ：歯科医師1人、歯科衛生士3人、歯科助手3人
💉 実 績：診療人数平均20人／日、訪問診療約100件／月（2022年4月〜2023年3月）

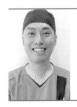
1982年福山市生まれ。2001年福山英数学館高等学校卒業。2008年東京歯科大学卒業。横浜市内の開業医勤務を経て、2012年同院着任。2019年から現職。モットーは、「患者一人ひとりの話に耳を傾け、最良かつ精密な治療を行い、笑顔になって帰ってもらうこと」。

●患者の将来の健康まで考えた治療を提供

院長の父親が福山市新市町で開院してから約40年。福山市・府中市を中心に、地域に根ざした歯科医院として愛され続け、3世代で通う患者も多い。基本方針は「安心・安全・正直な診療」「納得のいく説明」「最先端の治療」「衛生管理の徹底」の4つ。患者自身が最良の治療を選ぶことが重要だと考え、丁寧にカウンセリングを行い、患者の将来の健康まで考えた治療を提供できるよう最善を尽くす。

同院は、痛みや負担を軽減した治療に取り組んでいることでも知られる。例えば、むし歯治療では、注射の前に歯ぐきに塗るタイプの麻酔を施したり、極細の針を使用したりと、さまざまな工夫を凝らしている。歯周病治療では、10年以上の経験を持つ院長が、複数の選択肢から症状の改善を目指す。治療後に笑って帰ってもらえるよう、思いやりの心を持ち、患者一人ひとりの気持ちに寄り添った診療を心がけている。

●患者や家族の意思を尊重した訪問歯科診療に尽力

　患者の口の健康に長く携わっていきたいと考える院長が、2019年から力を注いでいるのが訪問歯科診療だ。さまざまな事情で通院が難しい人に対して、自宅や施設を訪れ、むし歯治療や入れ歯の調整などの診療を実施。歯科衛生士による口のクリーニングも行うため、虫歯や歯周病の予防にも効果が期待できる。「外来診療は100％の完治を目指しますが、訪問診療の場合は、患者さんやご家族の意思を尊重することを大切にしています。『できるだけ痛みのない治療をしてほしい』『なるべく歯を抜かないでほしい』など、丁寧に要望を聞き、一緒に治療計画を立てていきます」と院長。慣れないうちは口を開けてくれない患者もいるが、「こんにちは」「暑いですね」などと声をかけ、積極的にコミュニケーションをとるように心がけている。

　2022年4月には、「かかりつけ歯科医機能強化型歯科診療所」として厚生労働省から認定された。これは、虫歯や歯周病などあらゆる歯科疾患の重症化を予防し、歯の喪失を防ぐため定期的なメンテナンスを行える歯科医院を評価する制度。診療実績や施設整備、地域医療との連携など厳しい基準をクリアしているため、安心して受診することができる。

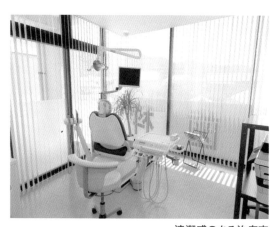

清潔感のある治療室

百歳まで元気に過ごすために　ある程度の年齢を重ねると、健康は努力しないと手に入れられない部分があります。面倒でも定期健診は頑張って受けるようにしましょう。こちらも患者さんが来やすいように提案していきます。

かかりつけ医として幅広く診療。心疾患の治療・予防に尽力

えんこうクリニック

得意分野

心筋梗塞、心不全、狭心症、不整脈、心房細動、生活習慣病

圓光 賢希　院長

🏠 尾道市因島重井町5233-1

☎ **0845-23-7570**

🕐 診療時間：9:00〜12:30／15:00〜18:00

🛏 休 診 日：木・土曜午後、日曜、祝日

🚗 駐 車 場：15台

👥 スタッフ：医師1人、看護師2人、事務員3人

🕐 主な機器：心電図検査装置（運動負荷可）、超音波検査装置（心臓・腹部・血管・その他）、血圧脈波検査装置、ホルター心電図、X線検査装置、骨密度測定器、簡易睡眠時無呼吸検査、ホットパック、ウォーターベッド

●詳細な検査データで早期診断、早期治療を実践

　島しょ部における地域医療の担い手として幅広い診療にあたる。専門の循環器内科はもとより、風邪や胃腸炎をはじめ、脂質異常症や糖尿病、肺炎、膀胱炎（ぼうこうえん）といった一般内科の診療のほか、脳梗塞（のうこうそく）、脳血管障害、肩こり、腰痛、外傷などにも対応。入院や高度な専門治療が必要なケースは、患者や家族の意向を確認したうえで、因島医師会病院や因島総合病院、尾道市民病院、JA尾道総合病院のほか、福山市民病院、福山循環器病院、中国中央病院、福山医療センター、川崎医科大学病院、岡山大学病院、倉敷中央病院などの専門医を紹介する。

　基幹病院での治療後、病状が安定した患者の「逆紹介」も受け入れ、予防や治療、健康管理にきめ細かく対応している。希望に応じて、往診や在宅訪問診療にも対応し、住民の安心に一役買っている。

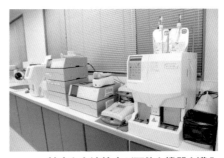

精密な血液検査が可能な機器を導入

早期診断、治療につなげるため、およそ50項目に及ぶ検査結果が院内ですぐにわかる、精密な血液検査の機材を備える。貧血や心筋梗塞、心不全、および血栓（けっせん）のマーカーの数値、肝臓（かんぞう）や腎臓（じんぞう）の数値、糖尿病、脂質異常など基準値を超すデータが表出すれば、患者によっては、心電図や超音波（エコー）、X線などの検査も加えて診断し、詳しく説明する。圓光院長は「精密な検査データがすぐに出ることは、早期の診断、治療に加え、患者さんの安心にもつながり、メリットが大きい」とし、「（基幹病院へ）紹介する場合も、詳しい検査データがあれば受け入れてもらいやすい」と話す。高齢者の中には病院を嫌って、症状がひどくなって初めて来院する患者もいるため、心筋梗塞や糖尿病、肺炎など、血液検査で深刻な病状が判明して即入院につながったケースも少なくないという。

●専門医として心疾患の患者を手厚くサポート

専門の心疾患について、心電図や胸部X線、エコー検査の結果を、動画なども使って詳しく説明してくれるため、わかりやすい。

エコー検査は、心臓用のセクタ型はもとより、腹部や臓器用のコンベックス型、血管検査用のリニア型の3種を備える。ベッドはエコー検査専用で心臓、腹部、下肢（かし）の検査ポジションに対応。高さを調整できるため、患者は腰かけたり横になったりしやすい。さらに、心臓の位置に該当する部分を昇降できるので、検査者である医師は使いやすく、スムーズな検査が可能だ。

動悸や息切れ、胸の痛みなどの症状があったときに、24時間かけて患者の心臓の状態を記録し解析するホルター心電図検査は、最新式の機器を使用している。従来に比べ、電極の貼り付け枚数が少なく、記録器も小型で薄く、軽量化されて患者の負担を軽減している。不整脈の患者が増えているうえ、意識消失発作が原因とみられる交通事故が相次いでいることから導入に踏み切った。

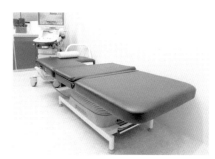

心臓、腹部、血管エコー検査に対応

院長は、狭心症や心筋梗塞などの「虚血性心疾患」に対する冠動脈ステント治療や、脈が遅くなる「徐脈性不整脈」へのペースメーカー植え込み術なども、大学病院や関連病院の勤務時代に数多く経験している。ペースメーカーについては、基幹病院でペースメーカー植え込み術を受けた患者の定期的な管理を担うペースメーカー外来を2020年に開設。ペースメーカーの状態や設定の確認のほか、心電図や胸部X線検査を行う。患者によっては心機能低下がないか、心エコー、血液検査でチェックをする。地域の80、90歳代の高齢者が島外の基幹病院に定期的に行くのは、本人や付き添う家族の負担が大きいため、「少しでも役に立てれば」と引き受けている。そのほか、心不全の診断の目安となるBNP値の血中濃度が高く、息苦しさや胸の痛み、足のむくみなどの症状を訴える患者のみならず、他の開業医から患者の心機能のチェックを依頼されるケースも多く、厚い信頼を得ている。

●痛みの緩和や睡眠時無呼吸症候群などにも対応

慢性的な肩こりや腰痛に悩む患者の要望に応じて、ホットパックやウォーターベッドを使った痛みの緩和にも取り組む。温めたホットパックを背中や首、腰などに当てて血行を促進させ、痛みの改善を目指す。患者からは「温まってリラックスできる」と好評。同じくウォーターベッドマッサージ器は、肩こりや腰痛を抱える患者に利用してもらっている。そのほか、関心が高まっている睡眠に関しては、隠れた国民病ともいわれる「睡眠時無呼吸症候群」において、鼻に装着したマスクから加圧した空気を送り込み、気道を広げて睡眠中の無呼吸を防止する装置を使用して、無呼吸による睡眠の質の低下や日中の眠気、注意力低下を改善するCPAP療法を提供している。

今後、ますます高齢化していく中で、看取り医療のための訪問看護ステーションとの連携の必要性を感じている。

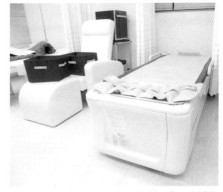

ウォーターベッドなどで痛みを緩和

圓光 賢希 院長

（えんこう・けんき）

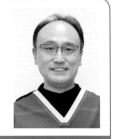

PROFILE

経　歴
資　格
2000年福岡大学医学部を卒業後、岡山大学医学部付属病院循環器内科に入局。岡山赤十字病院、福山市民病院、岡山大学医学部付属病院、岡山市民病院に勤務した後、2010年岡山大学大学院医歯薬総合研究科生体制御科学大学院修了（医学博士取得）。2011年尾道市民病院（勤務7年半）を経て、2019年に開業。日本内科学会認定内科医、日本循環器学会認定循環器専門医、日本医師会認定産業医、医学博士。

●院長の横顔

　生まれも育ちも因島重井町。幼少時に父親が生死をさまよう大病で入院したことが医師を目指すきっかけとなった。当時はまだ因島大橋がなく、フェリーに乗って見舞いに訪れるたび、近くにいることができないもどかしさと不安な気持ちを抱いたことを覚えているという。そのため、勤務医時代から「いずれ地元に戻って地域医療に貢献する」との思いを胸に、大学病院や関連病院で幅広い修行を重ねたほか、大学院に進学して動脈硬化や心臓リハビリなどに関する論文を執筆するなど、専門性の高い研究にも取り組んだ。開業後、幅広い医療に取り組み、「育ててもらった地域に少しでも恩返しできれば」と真っすぐに語る眼差しは優しくて力強い。

●院長からのメッセージ／百歳まで元気に過ごすために

　患者さんの気持ちに寄り添ってお話を聴くとともに、充実した検査装置をしっかり活用して早期発見、早期治療に力を注いでいます。特に80歳代以上の高齢の患者さんは入院をきっかけにADL（日常生活活動度）が落ちてしまうことがあるため、できるだけ入院することにならないよう、服薬や日常生活の管理に気を配り、安定期を長く保つ治療を実践しています。健康維持のために、筋力が落ちないよう、日光に当たりながらのウオーキングなど、有酸素運動のほか、日常生活でこまめに体を動かすことをお勧めしています。

一般眼科診療に加え、流涙症の専門治療を提供

保手浜眼科

保手浜 靖之 院長

🏠 尾道市高須町4763-7
☎ **0848-47-8825**

🕐 診療時間：9:00〜12:30／15:00〜18:00
　　　※火・水曜の午後は手術、土曜の午後は17:00まで
🛏 休 診 日：木曜午後、日曜
🚗 駐 車 場：39台
👥 スタッフ：医師1人、看護師4人、検査員3人、事務員2人
💉 実　　　績：涙嚢鼻腔吻合術／1,548件（2003年7月〜2023年8月）、涙管
　　　チューブ挿入術／135件（2017年1月〜2023年8月）、先天鼻涙
　　　管閉塞開放術／310件（2003年7月〜2023年8月）
🕐 主な機器：鼻内視鏡、涙道内視鏡、光干渉断層計（OCT）、バンガーター・保手浜
　　　針（保手浜院長が独自に考案した涙道閉塞の検査・処置に使う器具）

●眼科疾患の総合診療と日帰り手術を提供

　同院は2003年に開院し、2023年に創立20周年を迎えた。保手浜
院長は日本眼科学会認定眼科専門医であり「地域の眼科かかりつけ医」
として白内障、緑内障、糖尿病網膜症など、一般的な眼科疾患に幅広
く対応している。眼鏡やコンタクトレンズ処方、さらには学校検診や
職場検診・人間ドックなどの二次検診も行い、幅広い患者が訪れている。
コンタクトレンズについては、各メーカーの多種類のコンタクトレン
ズを扱い、ユーザーの要望に細かく対応。コンタクトレンズが初めて
の人や、これまで使っていたレンズで調子が悪い人の相談にも丁寧に
応えている。
　また院長は、涙道疾患（なみだ目）の治療も得意としており、県内だ
けでなく県外の総合病院から、涙道疾患治療の紹介も多い。
　同院では、眼疾患に関する情報発信に力を入れている。公式ホーム
ページのブログを積極的に更新。LINEアプリも活用し、LINE公式ア

カウントでの情報発信、LINE を使った予約システムを取り入れ、患者の利便性の向上にも努めている。

●流涙症（なみだ目）の専門治療に高い評価

　院長は臨床経験が非常に豊富だ。なかでも、得意分野である涙道の閉塞（へいそく）による流涙症（りゅうるいしょう）（なみだ目）の治療には定評があり、最新の涙道手術で良好な成績を上げている。また先天鼻涙管閉塞（赤ちゃんのなみだ目）にも対応している。学会発表も積極的に行い、院長の実績は全国的にも評価が高い。

　流涙症とは、涙がまぶたの外にあふれる状態のこと。涙は目の表面を潤したあと、目頭にある涙点という小さな穴から吸い込まれ、涙小管・涙嚢（るいのう）・鼻涙管を通って鼻腔に排泄されるのが通常。この涙の排泄路を涙道という。涙道が詰まる〝涙道閉塞〟が起こると、涙がまぶたの外にあふれたり、目やにが出たりするようになる。

　現在、流涙症の手術治療には3通りある。皮膚を切ってバイパス手術を行う「涙嚢鼻腔吻合術鼻外法」、皮膚を切らずに鼻からバイパス手術を行う「涙嚢鼻腔吻合術鼻内法」、そして涙道内視鏡を用いる「涙管チューブ挿入術」だ。

　同院では3通りすべてに対応可能で、それぞれの症例に最も適した方式を選択する。特に、涙嚢鼻腔吻合術鼻外法を積極的に手がけており、これまでに2,000例以上の手術を実施している。手術は局所麻酔で30分〜1時間、日帰り手術で行う。「症例を見極めて、患者さんに応じた手術の方式を選択することが重要だと考えます」と、院長は話す。

　また乳児の涙道疾患は先天鼻涙管閉塞が多く、一般的にブジーとよばれる細い棒状の器具を涙点から挿入し閉塞部を開放する、涙道プロービングという方法が非常に効果的。院長は、涙道閉塞の検査・処置に使う器具を独自に考案し（バンガーター・保手浜針）、良好な成績を上げており、この器具は、全国の眼科医からも高い評価を受けている。先天鼻涙管閉塞は外来での処置で治せることがほとんど

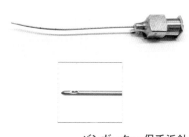

バンガーター・保手浜針

だが、外来治療で治らないような症例の場合、全身麻酔下で涙道内視鏡を使って涙道プロービングを行ったり、大人と同様のバイパス手術を行ったりする。全身麻酔での手術は連携先の総合病院で院長が執刀。通常は2泊3日の入院となる。

●正確で質の高い治療と気配りある丁寧な対応

同院のモットーは「地域の眼科総合病院」となること。院長は「すべての患者さんに安心・満足していただけるよう、スタッフと共に、正確で質の高い治療や気配りのある丁寧な対応に力を入れています。また知識の習得や技術の研さんも怠らず、院内勉強会も定期的に実施しています。職員が力を合わせて診療することが当院の強みです」と語る。

検査や治療では、より患者の負担が少ない方法を実施している。

眼底の断面を観察できる光干渉断層計（OCT）を使用することで、眼底疾患を正確に診断したり、初期の緑内障を発見したりすることができる。職場検診・人間ドックでの眼底検査で異常が疑われた患者の精密検査としても有効。「当院では、根気強い治療が必要な眼科疾患に対しても、患者さんと二人三脚で治療にあたっていきます」と話す。

開院20周年を迎え、延べ30万人以上の患者が来院した保手浜眼科。院長は「常に進歩し続ける医療の世界で、最新の技術と情報を取り入れ、皆様に最良の医療を提供するために努力し続ける気持ちはこれまでと変わりません」と決意を語る。

さらに今後力を入れていきたいのがアイフレイル予防だという。アイフレイルとは、加齢に伴う目の衰えに、さまざまな外的要因が加わり、目の機能が低下した状態、また、そのリスクが高い状態のこと。「目の不調が1つの原因となり、うつ病や認知症、社会参加の妨げなど、さらなる心身への影響につながるケースもあります。アイフレイル予防により、患者さんの目の健康寿命を延ばすお手伝いになれば」と院長。

患者に寄り添い、個別のニーズに合わせた医療を提供し、安心して診療を受けられる眼科医院として、今後もサービスの向上に努める。

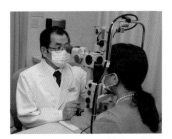

診察の様子

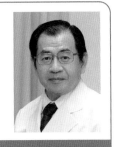

保手浜 靖之 院長
（ほてはま・やすゆき）

PROFILE

経 歴 資 格	1960年東広島市生まれ。1985年三重大学医学部卒業後、広島大学医学部眼科学教室入局。その後、厚生連府中総合病院眼科、広島赤十字・原爆病院眼科、広島大学医学部附属病院眼科、広島大学医学部眼科助手（病棟医長）、県立広島病院眼科副部長、1996年学位取得、厚生連尾道総合病院眼科主任部長などを経て、2003年保手浜眼科を開院。日本眼科学会認定眼科専門医。
趣 味	クラシック音楽鑑賞（オーケストラ、オペラ）
モットー	眼は心の窓

●院長の横顔

　眼科医になったきっかけは、目の構造の精密さや美しさに魅了されたこと。そして視覚の重要性を知り、目を守ることにやりがいを感じたから。学生時代の臨床実習で、眼科受診をきっかけに難病が見つかった内科の患者に出会い、眼科への憧れがいっそう強くなったという。

●院長からのメッセージ / 百歳まで元気に過ごすために

　加齢に伴って目が衰え、それにさまざまな外的要因が加わることによって、目の機能が低下することやそのリスクが高いことを「アイフレイル」といいます。アイフレイルの状態に早く気づき、適切な予防や治療を行うことで、目の健康寿命を延ばすことができます。

　ちょっとした見えにくさや不快感などを感じたら、ただ「年のせい」と思って放置するのではなく、まずは眼科に受診してみることをお勧めします。

　学校検診・職場検診・人間ドックなどで眼科受診を勧められたときも、すぐに眼科にご相談ください。

　当院は、アイフレイルを予防し、快適な見え方を長く保って、読書・運転・スポーツ・趣味などの人生の楽しみを味わいながら、快適な日常生活が送れるよう、あなたの目の健康を維持するお手伝いをいたします。

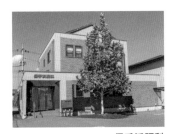

保手浜眼科

歯科・小児歯科・歯科口腔外科

再発予防に重点を置いた歯周病専門医による治療を提供

くりはら歯科医院

得意分野
歯周病治療、歯周組織再生、唾液検査

栗原 幹直 院長

🏠 三原市宮沖3-8-13
☎ 0848-61-0418

🕐 診療時間：9:00～13:00／15:00～19:00
　　　　　　（土曜の午後は17:00まで）
🈑 休 診 日：水曜（祝日のある週は診療）、日曜、祝日
🚗 駐 車 場：7台
🏪 スタッフ：医師1人、歯科衛生士6人、受付3人
💉 実　　績：月平均患者数／650人（2022年1～12月）
🔌 主な機器：レーザー1台、口腔外バキューム、診療台4台など

1964年岡山県生まれ。1994年徳島大学卒業後、岡山大学歯学部歯科保存学第二講座（現歯周病態学講座）へ入局。厚生技官、里仁会興生総合病院歯科・口腔外科医長を経て、2004年くりはら歯科医院を開院。日本歯周病学会認定歯周病専門医。

●歯周病のスペシャリストによる治療を提供

　同院のモットーは、患者の要望をできる限り尊重し、患者ごとに最適な治療を提供すること。また定期的なメンテナンスにも力を入れ、再発を防止するように努めている。

　同院の歯科衛生士のうち4人は、日本歯周病学会認定歯科衛生士の資格を持つ。院内外での研修や勉強会を重ね、研さんを積んできた。歯周病のスペシャリストによる患者の診療は、同院の強みだ。

　同院では、治療前に十分なカウンセリングを実施し、患者の主訴をよく聴いたうえで、歯周病の病態に対応した治療を主に保険内で行う。そして、患者・歯科医師・歯科衛生士がそれぞれ協力しながら、症状を改善していく。治療後は1～3か月ごとにメンテナンスを実施し、再発を予防。歯科衛生士が一人ひとりの口腔内の状態に応じ、丁寧な

メンテナンスを行う。

●医科歯科連携の重要性について積極的に情報発信

栗原院長によれば、「感染源を取り除く第一歩は、正しい歯磨きをきちんとすること」。歯周病は、歯周病細菌の感染によって発症する疾患のため、まずは歯磨き指導を行う。一方、重度の歯周病患者で手術が適応と判断できれば、トラフェルミンを使った最新治療（歯周組織再生手術）も保険適用で提供する。

また、日本歯周病学会認定歯周病専門医である院長は、「近年、歯周病は口腔内の病気だけではなく、糖尿病など全身のさまざまな健康に悪影響を与えていることがわかってきました」と話す。例えば、歯周病は糖尿病の第6の合併症といわれる。そのため医科と歯科の連携が非常に重要だ。

同院では、歯周病の全身への影響を考慮に入れながら治療を行っており、地域の総合病院など、拠点病院と必要に応じて連携。「今後は、さらに医科と歯科の連携を強化していきたいです」と院長。ホームページや情報誌、歯科医師会、歯科衛生士会、医師会、糖尿病患者会などでの講演、さらに、医療機器メーカーの発行する冊子などでも、歯周病や医科歯科連携の重要性などについて、精力的に情報を発信している。

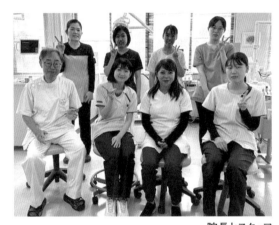

院長とスタッフ

百歳まで元気に過ごすために 歯周病は糖尿病や心疾患、脳血管疾患などの全身疾患に影響を及ぼします。歯周病の予防や治療をすることは、長寿につながります。口の中を守ることで、全身を守りましょう！

患者一人ひとりと向き合い、最善の治療を目指す

小林内科クリニック

得意分野
内科一般、循環器疾患、リハビリ

小林 賢悟　院長

🏠 三原市宮浦3-28-18
☎ 0848-67-1622

🕐 診療時間：月～水・金曜 9:00～12:30／15:00～18:00
　　　　　　木曜 9:00～12:30　土曜 9:00～12:00
🈳 休 診 日：日曜、祝日
🅿 駐 車 場：25台
👥 スタッフ：医師1人、医療事務2人、看護師4人
⚕ 主な機器：X線、心電図、超音波（エコー）、血液検査機器など

●地元に根付いた医院を承継し、地域医療を支える

　同院の前身は、もともと三原市宮浦の地で長年診療を行ってきた整形外科医院。2023年5月に小林院長が医院を承継し、新たに内科クリニックとして生まれ変わった。

　院長は「先代の整形外科医院は、1994年から約30年にわたり三原の地で診療を続けてきました。先代は医院を閉めるにあたり、地域に医療機関を減らしたくないという思いで後継者を探していたところ、共通の知人を介して私が内科クリニックとして承継することになったのです」と話す。

　また、「人口減少は全国的な問題で、それに伴う医療機関減少は地方の患者にとって重大な課題だと思います」と院長。三原地域では医療機関の減少が問題となっており、同院の事業承継は地

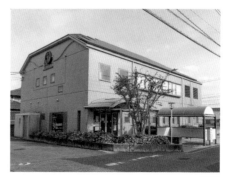

外観

域の良い見本となりえるかもしれない。

　院長は、複数の基幹病院で内科医として勤務し、主に循環器内科医として多くの診療を行ってきた。予防の段階から積極的に生活改善の提案をし、患者の健康維持に尽力する。診療科は変わったが、以前よりあったリハビリテーション（以下、リハビリ）機能は存続。また在宅・訪問診療にも対応している。

●循環器だけでなく、内科疾患全般に幅広く対応

　同院は循環器内科が専門だが、内科疾患全般の診療を行う。院長は日本循環器学会認定循環器専門医のほか、日本内科学会認定総合内科専門医の資格も有している。

　循環器疾患では、高血圧・脂質異常症・狭心症・心筋梗塞（しんきんこうそく）・心筋症・閉塞性動脈硬化症（へいそくせいどうみゃくこうかしょう）などに対応。また内科一般では風邪症状のほか、メニエル病・慢性肺気腫（まんせいはいきしゅ）・気管支喘息（きかんしぜんそく）・糖尿病・痛風・甲状腺機能低下症・バセドウ病・逆流性食道炎・十二指腸潰瘍（じゅうにしちょうかいよう）といった疾患に幅広く対応している。さらに、在宅酸素療法・睡眠時無呼吸治療（CPAP）にも対応。ワクチン接種も行う。

　「内科で必要な検査は、一通りできる設備はそろっています。例えば緊急性がある場合だと院内で血液検査を実施し、炎症の強さなどを調べたりすることもできます。心臓や腹部のエコー、首や甲状腺の検査設備もあります」と院長。

　リハビリでは充実した機器・設備を保有。先代が整形外科医院だったため、各種リハビリ機器・設備を継承。内科医院でリハビリ設備があるのはめずらしく、リハビリ設備は同院の特徴の1つになっている。先代の時代からの利用者も多く、新規でのリハビリの利用もでき、同時に内科受診も可能だ。

　運動器の障害のために

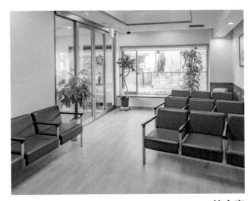

待合室

移動機能が低下した状態をロコモティブ・シンドローム（ロコモ）という。ロコモの予防のために、リハビリ設備を利用している患者も多い。「当院は高齢の方が多い地域にあり、多くの方にご利用いただいています」と院長。

　また、在宅・訪問診療も、できる限り対応している。「お役に立てるよう努めています。当院からの距離・訪問時間によって制限がありますので、まずはご連絡ください」

●イラストや図も使った丁寧でわかりやすい説明

　院長は「〝痛み〟には注意してほしい」と話す。「痛みがあるということは、体のどこかが不調であることを示しているサインです。ですから痛みを感じたら、我慢をせずにすぐ受診してほしいですね」

　循環器内科は他の診療科目に比べ、患者の診療結果が早くわかるのが強みだという。来院した時に痛みで苦しんでいた患者が、診療後1時間ほどで楽になることもある。「生死にかかわるほどの状態だった患者さんが、処置をして元気になることもありました。患者さんの喜ぶ姿がダイレクトに感じられるのが、循環器内科のやりがいだと感じています」

　同院では患者への説明時に専門用語を極力使用せず、簡単な言葉に置きかえて説明している。「勤務医時代には難しかった、患者にじっくりと向き合い、しっかりと説明できるのは開業医ならではの強みです。イラストや図を使って説明をするなどの工夫もしています」と院長。

　またオンライン予約のほか、ブログや公式LINEによる情報発信など、ITを活用して患者が利用しやすくなるよう努めている。「地域の医療を守るという先代の意志を受け継ぎ、三原地域のかかりつけ医としてわかりやすく適切な診療を心がけています。地域の皆様の健康にかかわるあらゆる問題に広く対応できるよう努めています」

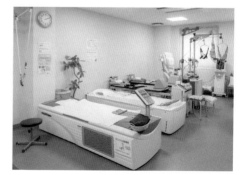

リハビリ室

小林 賢悟 院長
（こばやし・けんご）

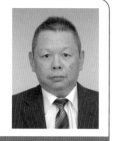

PROFILE

経　歴・資　格	広島県呉市出身。1996年3月産業医科大学卒業後、同大学研修医や中国労災病院研修医を経て、北九州市立若松病院・岩手労災病院・旭労災病院・三次市立三次中央病院などで勤務。基幹病院で内科医、特に循環器内科医として研鑽を積む。2023年5月、小林内科クリニックを開業。日本内科学会認定総合内科専門医、日本循環器学会認定循環器専門医、日本医師会認定産業医、産業医科大学産業医学ディプロマ。
趣　味	ドライブ、旅行
モットー	適切な診断・治療と丁寧でわかりやすい説明

●院長の横顔

　内科全般に対応しており、適切な診断、治療はもちろん、丁寧にわかりやすく説明することを心がけている院長。地域の健康維持に努めている。

　勤務医時代は検査や手術なども多く、どうしても外来の患者をじっくりと診ることに限界を感じていた。開業医は、患者一人ひとりとしっかりと向き合うことができるのが強み。難しい言葉を噛み砕いて、少しでも理解してもらいやすいよう工夫しながら、丁寧に説明している。

　一人ひとりに長く寄り添い、地域の医療を支え続けるために診療を長く続けていき、先代から続く三原での地域医療を支えていきたいと考えている。

●院長からのメッセージ／百歳まで元気に過ごすために

　大事なのは、症状が出る前の段階から健康管理をしていくことです。そのためには、かかりつけ医の存在が重要だと思います。医師から処方された薬を飲まなかったり、自分の判断で途中で薬を飲むのを止めてしまったりすることはやめてください。

　普段からかかりつけ医と相談し、診断をしてもらっていることが長寿のために必要だと思います。困ったこと、気になることは遠慮なく医師に相談してみてください。

内視鏡検査・診断で豊富な実績。苦痛の少ない検査に定評

武井胃腸科内科

湯河 良之 院長

🏠 三原市宮沖5-8-20

☎ 0848-62-3844

🕐 診療時間：8:30〜12:30／15:00〜17:30

🈑 休 診 日：木・日曜、祝日

🚗 駐 車 場：20台

👥 スタッフ：医師1人、看護師4人、事務員1人

♿ 主な機器・検査など：胃内視鏡検査、大腸内視鏡検査、超音波（エコー）検査、肺機能検査、胸部X線、心電図、各種血液検査、糖尿病検査、骨密度測定、終夜SpO₂モニターなど
日帰り大腸ポリープ手術

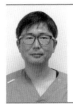

1975年生まれ、三原市出身。2001年群馬大学医学部卒業、京都大学附属病院内科へ。高松赤十字病院消化器内科を経て、京都大学医学部消化器内科で内視鏡診断の腕を磨く。消化器内科を専門とし、特に食道がんの早期発見に尽力。2008年武井胃腸科内科、2010年より現職。

●最新鋭の内視鏡による精度の高い診断

　1938年に開院した「武井医院」を前身とする武井胃腸科内科。武井医院時代から80年以上の長きにわたり、三原の地で地域に密着した診療を行う。現在は三代目となる湯河良之院長が診療にあたっている。

　院長は日本消化器内視鏡学会認定消化器内視鏡専門医。胃カメラや大腸カメラなど、内視鏡による検査・診断を得意とし、豊富な実績をもつ。

　2021年には、最新鋭の内視鏡システムを導入。診断精度をさらに高め、胃がんや食道がん、大腸がんなどの早期発見に努めている。また、日帰りの大腸ポリープ切除手術も行っている。

●定期的な検査が早期発見につながる

院長は、内視鏡検査について「患者の苦痛が少ないよう実施することも大切」と話す。例えば大きな苦痛を伴うが精度の高い検査をしても、その苦痛が嫌でその後何年も検査をしない場合もあるという。それよりも、少し精度が劣っても、定期的に検査を受けるほうが患者にとってメリットが大きい。「定期的な検査により、病気を早期発見することが重要です」と院長。

同院では、少しでも患者の苦痛を和らげて検査を受けやすくするために、ハイビジョン画質の極細径上部消化管内視鏡（外径5.4mm）を導入し、口からも鼻からも胃カメラ検査を行っている。

院長はまず患者の話をよく聞き、どんなときに、どの部位に、どんな症状があるのか、きめ細かな問診を実践する。加えて、胃カメラ希望者の問診票には、1年以内に腹部エコー検査をしたかどうかを確認する項目を設け、未実施なら腹部エコー検査も勧めている。

患者の希望と、医療者が必要と考える内容を組み合わせ、最善の検査と治療を提供することが診療の方針という院長。「症状が現れにくい臓器もあります。ですから、定期的な検査による早期発見がポイントなのです」と定期検査の重要性を訴える。

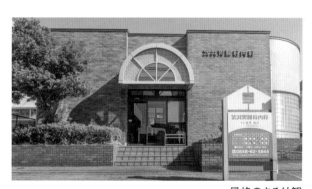

風格のある外観

百歳まで
元気に
過ごすために

死因の多くは生活習慣病やがんなどです。そのため定期的に検査を受けることが非常に大切。定期的な検査によって、病気の早期発見・早期治療をし、長く元気に過ごしましょう。

■装幀／スタジオ ギブ
■本文ＤＴＰ／濵先貴之
■帯のイラスト／おうみかずひろ
■取材・執筆／安藤未来　山崎亜希子　浅野陽介　入江太日利
■企画・販売促進／西本 恵
■編集／石原倖矢　本永鈴枝

＊本書の編集にあたり、病院や診療所の医師および関係者の皆さまから多大なる
　ご協力をいただきました。お礼を申し上げます。
＊広島県の「かかりつけ医シリーズ」を引き続き発行していく予定ですので、ご意見、
　ご要望がありましたら、編集部あてにハガキおよび南々社ホームページにお寄せ
　ください。

迷ったときの かかりつけ医&病院 福山・府中・尾道・三原
——かかりつけ医シリーズ ⑪百歳まで元気編

2024年3月25日　初版　第1刷

編　著／医療評価ガイド編集部
発行者／西元俊典
発行所／有限会社 南々社
　　　　〒732-0048 広島市東区山根町27-2
　　　　TEL.082-261-8243　FAX.082-261-8647

印刷製本所／株式会社 シナノ パブリッシング プレス
＊定価はカバーに表示してあります。